PRONOSTIC CLINIQUE

DE

L'ALBUMINURIE RÉSIDUALE

PAR

Le Dr René GUÉRIN

Elève à l'École du Service de Santé Militaire.

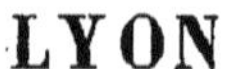

LYON

A. REY, IMPRIMEUR-ÉDITEUR DE L'UNIVERSITE

4, RUE GENTIL, 4

1900

PRONOSTIC CLINIQUE

DE

L'ALBUMINURIE RÉSIDUALE

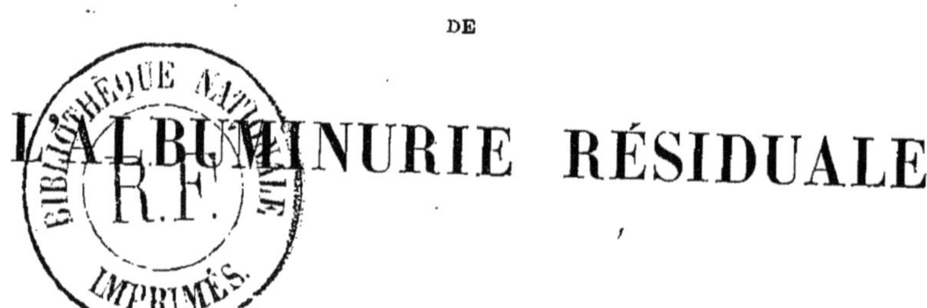

PRONOSTIC CLINIQUE

DE

L'ALBUMINURIE RÉSIDUALE

PAR

Le Dr René GUÉRIN

Élève à l'École du Service de Santé Militaire.

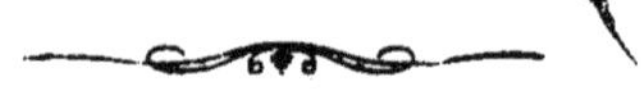

LYON

A. REY, IMPRIMEUR-ÉDITEUR DE L'UNIVERSITE

4, RUE GENTIL, 4

1900

PRONOSTIC CLINIQUE

DE

L'ALBUMINURIE RÉSIDUALE

CHAPITRE PREMIER

HISTORIQUE

La notion scientifique de l'albuminurie résiduale est une acquisition de ces dernières années; d'abord confondue avec les albuminuries de toute nature, fonctionnelles ou non, ce n'est guère que de nos jours qu'elle a pu se dégager de ces formes multiples pour revêtir sa signification véritable.

GUBLER a le mérite d'en avoir le premier fait mention, dans la littérature médicale ; à l'article « ALBUMINURIE » du *Dictionnaire encyclopédique*, il montre que certaines fièvres, qu'il appelle virulentes, septiques, par opposition à la fièvre inflammatoire franche, angéiotonique, sont fréquemment suivies d'albuminurie de longue durée.

VOGEL, ULTZMANN (1870) attirent l'attention des cliniciens sur des faits analogues.

W. GULL et GUÉNEAU DE MUSSY publient des observations, peu explicites, il est vrai, sur le même sujet.

Les recherches de MOXON (1878), celles de PAVY

sont pleines d'intérêt pour nous, car si ces auteurs n'ont pas en vue l'albuminurie post-infectieuse proprement dite, du moins l'analyse de leurs travaux nous permet d'entrevoir les relations qui existent entre ces deux termes : infection et albuminurie soi-disant physiologique.

Cette notion de l'origine infectieuse se précise avec les mémoires de Rooke, Clément Dukes, et de Robert Saundby.

En 1880, au Congrès de Londres, le rapport du professeur Bouchard jette un jour nouveau sur la pathogénie des néphrites microbiennes. Landouzy met en relief l'affinité des maladies infectieuses pour le rein.

Enfin, en 1882, l'importante *Revue* de R. Lépine résume l'ensemble des connaissances de l'époque, sur ce point particulier de la pathologie rénale.

C'est ainsi qu'à la lumière d'une critique judicieuse nous voyons les faits interprétés, discutés, s'ordonner d'eux-mêmes, pour ainsi dire, en autant de classes distinctes, à symptomatologie et pronostic différents.

Le cadre des albuminuries post-infectieuses est constitué; leur existence désormais devient un fait clinique.

En même temps est soulevée l'importante et grave question de leur pronostic. C'est, il faut l'avouer, un souci d'ordre plutôt pratique, qui a présidé aux premières recherches entreprises en ce sens : nous voulons parler des rapports entre l'albuminurie et l'assurance sur la vie.

Les nombreux travaux de l'école anglaise et américaine (H. Fox, Millard, Tyson, G. Stewart, Pavy, Johnson) ceux de Lecorché et Talamon (l'Albuminurie minima et l'assurance sur la vie), enfin les discussions célèbres du *British medical Association* nous en font amplement foi. Les résultats néanmoins laissent fort à désirer, les avis restent partagés, et les longues statistiques de léthalité et de survie amènent le médecin à une réserve de pronostic toute au détriment du candidat à l'assurance.

Mais bientôt la clinique reprend ses droits : à la période purement empirique succède la période scientifique vraie.

En 1887, dans une leçon sur « l'albuminurie dans la scarlatine », le professeur Potain fait bien ressortir la physionomie clinique de la variété d'albuminurie qui va former le sujet de cette étude. « On voit dit-il, à la suite de la scarlatine, persister ou des albuminuries sans symptômes généraux ou des albuminuries avec troubles urémiques. A côté de grosses lésions rénales, diagnostic facile, il est certain qu'il doit exister bien des cas dans lesquels le rein a perdu une partie de ses aptitudes fonctionnelles. Il fonctionne encore suffisamment dans les conditions habituelles de l'existence, mais survienne une surcharge de déchets organiques à éliminer, il ne suffit plus à sa tâche. »

Longue persistance de l'albuminurie, intégrité de la santé générale, susceptibilité plus grande du rein adultéré sous l'influence d'une infection intercurrente, voilà esquissés en ces quelques mots l'histoire et le caractère de l'albuminurie résiduale.

En même temps, des chercheurs nombreux sous l'inspiration de maîtres distingués, du professeur Dieulafoy notamment, apportent à la science le fruit de leurs investigations personnelles; les thèses de Rioblanc et de Gilles (1886), de Vignerot (1890) sur le pronostic des néphrites aiguës, celle de Bertrand (1890) sur l'albuminurie intermittente non cyclique méritent une mention spéciale à cet égard.

Lecorché et Talamon serrent de plus près la question, et dans deux articles de la *Médecine moderne*, 1892 (Un Cas d'albuminurie intermittente consécutive à une néphrite grippale — le Pronostic de l'albuminurie minima), ils interprètent, d'après leur expérience propre, l'évolution ultérieure des cas soumis à leur observation.

Leurs conclusions soulèvent des débats et donnent lieu à un intéressant échange de vues. Bard expose ses idées sur la question, d'une façon très originale et avec preuves à l'appui, dans le *Lyon médical*, 1894.

Pour ne pas être trop incomplet, nous devons encore signaler en passant les observations instructives publiées par Cuffer et Gastou (1891) et Colrat (1894) et, à l'étranger, les mémoires de Ralfe et de Hawkins.

Ces faits et ceux, non moins nombreux, consignés dans les thèses de Caussade (1890), Girot, Tuvache (1892), Eid et Zègre (1893), aboutissent à la constitution d'un groupe assez homogène d'albuminuries post-infectieuses, à caractères assez bien définis, groupe désigné tour à tour indifféremment sous le nom d'albuminurie minima (Lecorché et Talamon), parcellaire (Cuffer et Brault), cicatricielle (Bard).

C'est dans le *Traité de thérapeutique* de A. Robin que nous voyons apparaître pour la première fois la dénomination d'*albuminurie résiduale*, mot heureux créé par le professeur Teissier, et qui sans rien préjuger de la forme clinique ou de la nature histologique de la lésion, toutes choses encore obscures, met bien en relief le caractère primordial de cette albuminurie, celui d'être « le résidu d'une infection ».

Le Congrès de Nancy (1896) met théories et maîtres en présence : les rapports et communications de Talamon et des professeurs Arnozan et Teissier sont autant de documents scientifiques, et si leurs conclusions diffèrent, ils n'en ont pas moins grandement contribué à bien fixer l'histoire clinique, la portée et la nature de l'albuminurie résiduale, en même temps qu'ils en consacraient le terme.

Déjà nous nous trouvons en face de deux tendances d'esprit bien marquées, tendances que nous retrouvons plus tard au Congrès de Bruxelles (voir rapport de M. Wybauw) et ailleurs (Société médicale des hôpitaux : discussion du 22 juin 1900, MM. Achard, Widal et Siredey) et que, actuellement encore, au début de ce travail inaugural, nous voyons se partager la faveur du monde médical.

Ces deux théories, ou mieux ces deux écoles, peuvent, approximativement (nous disons approximativement, ne voulant en rien forcer les faits), se synthétiser en les deux propositions suivantes :

L'une semble admettre en principe que « l'albuminurie résiduale n'est, dans la plupart des cas, que la première étape d'une lésion rénale vers le mal de Bright », formule empruntée à Clément Dukes et à laquelle se rallient Talamon et Lecorché.

L'autre proclame que l'albuminurie résiduale n'est que le fait d'une lésion rénale éteinte, d'un mal passé, et par là ne revêt plus aucun caractère pronostique sérieux (Cuffer et Gastou, *Revue de médecine*, 1891).

Telles sont les deux théories que nous trouvons en présence. Il serait téméraire de notre part de prétendre à la solution juste d'un débat encore si plein d'inconnues; nous laisserons seulement parler les faits, sans parti pris aucun : les déductions se feront d'elles-mêmes.

Mais cette simple formule n'est-elle pas audacieuse en ses conclusions mêmes, et comment prétendre avec notre inexpérience, celle de vingt-deux ans, intervenir là où une pratique médicale de dix, vingt ans et plus reste hésitante ?

Oui, nous emprunterons largement au domaine des faits acquis, mais ces faits, cette expérience ne sont pas nôtres ; nous les devons entièrement à M. le professeur Teissier, qui a bien voulu nous ouvrir sans réserve le trésor des ses archives personnelles et familiales, et nous communiquer le fruit d'une pratique déjà vieille. La plupart des observations que nous reproduisons sont de lui ou observées dans son service de l'Hôtel-Dieu ; le plan clinique nous a été dicté par son cours magistral de 1899-1900.

A tous ces titres, nous tenons à lui témoigner publiquement notre respectueuse reconnaissance.

La nouvelle marque d'intérêt qu'il nous donne aujourd'hui en acceptant la présidence de notre thèse, autant que son amitié, nous honorent ; nous l'en remercions bien sincèrement.

CHAPITRE II

L'ALBUMINURIE RÉSIDUALE
DÉFINITION ET CARACTÈRES CLINIQUES

Avant d'entrer dans la discussion des faits, il est nécessaire de bien s'entendre sur la signification et la valeur des termes :

Nous désignerons donc, avec M. le professeur Teissier, sous le nom d'albuminurie résiduale, « celle qui survit aux néphrites plus ou moins sévères des maladies infectieuses, dont elle représente comme une épave au milieu du rétablissement apparent de la santé[1] » ou, plus simplement encore, « celle qui survit à une néphrite infectieuse en apparence guérie ».

Ainsi conçue, l'albuminurie résiduale comporte pour être affirmée, un certain nombre de conditions et de caractères cliniques que nous grouperons sous trois chefs :

1° Caractères tirés de l'état général du sujet ;

2° Caractères tirés de la composition du milieu urinaire ;

3° Caractères tirés de l'albuminurie elle-même.

[1] Teissier. Communication au Congrès de médecine de Nancy (1896).

A. **État général du sujet.**

L'albuminurie résiduale exige, en principe, un état général parfait, ou du moins, s'il existe quelques troubles légers, tels qu'un peu de lassitude, de malaise ou d'apathie intellectuelle, toutes choses facilement explicables par l'anémie consécutive à une infection aiguë, faut-il que ces troubles soient absolument compatibles avec un excellent état de santé ?

Le plus souvent sa découverte est due au hasard ; quelques semaines ou quelques mois après la disparition d'une scarlatine, dont l'évolution fut normale en apparence, sans albuminurie, le convalescent ou le médecin a la curiosité d'examiner les urines, et voilà que l'acide nitrique révèle un léger nuage d'albumine... Médecin et client s'inquiètent. Le régime est repris, une diététique minutieuse imposée, mais l'albumine persiste indéfiniment et au même taux, sans que pour cela l'état général du sujet soit en rien compromis. Nous verrons ultérieurement, au cours de ce chapitre, les rapports de l'albuminurie résiduale avec l'alimentation.

Autre série de faits : cette fois, c'est une fièvre typhoïde qui s'est terminée au milieu des signes d'une néphrite intense où même la néphrite semble avoir été primitive. Le cortège des symptômes est au complet : albuminurie massive, anurie, grands œdèmes et parfois bruit de galop. Pourtant, au bout de deux ou trois semaines, tout s'amende. Encore quelques soins, quelques sévérités de régime, et le convalescent est rendu à la santé. Pourtant, l'albumine n'a pas cessé d'exister dans les urines. Sans doute, son taux a considérablement diminué depuis la cessation des épisodes aigus, mais depuis un certain temps il reste fixe. Six mois, un an se passent : l'examen chimique est toujours positif. L'ancien malade se désespère et, certes, bien souvent le médecin ne contribue pas peu à l'entretenir dans cette opinion malheureuse. C'est l'histoire des malades de MM. Cuffer et Gastou[1]. En vain l'examen des divers organes est-il négatif, en vain les petits signes du brightisme font-ils défaut, le médecin ignorant de la bénignité possible de certaines albuminuries conserve toujours un pronostic sombre.

Ainsi donc, absence de troubles de l'état général, telle est la première condition d'être de l'albuminurie résiduale; mais à côté de ces éléments d'appréciation un peu vagues, puisqu'ils sont surtout d'ordre subjectif, il en est d'autres fournis par des organes en connexion plus immédiate avec le rein et dont la réaction traduit, d'une façon plus sensible, l'insuffisance urinaire à venir ou immédiate. Ces renseignements, nous les trouverons dans l'examen du système circulatoire et du système nerveux.

« L'hypertrophie du cœur et l'induration des artères, disait Talamon au Congrès de Nancy, ont une valeur absolue chez un sujet jeune ou adulte présentant de l'albumine dans les urines d'une façon continue ou intermittente. Ces signes indiquent une atrophie rénale

[1] Cuffer et Gastou. Valeur diagnostique et pronostique de la persistance d'un taux fixe, irréductible d'albumine dans les urines (*Revue de médecine*, 1891).

avancée, et le pronostic découle du diagnostic. Comme corollaire, on peut en déduire que, dans les mêmes conditions, c'est-à-dire chez un sujet ne présentant d'autres troubles de la santé que le passage d'une certaine quantité d'albumine dans l'urine, l'absence d'hypertrophie cardiaque et d'artério-sclérose comporte un pronostic relativement bon, en ce sens qu'on doit supposer en pareil cas une lésion rénale très limitée ou très superficielle. » Les règles formulées par Talamon sont absolument varies et nous y souscrivons volontiers, mais faut-il toujours attendre leur manifestation clinique pour juger de la nature de l'albuminurie; en d'autres termes, une lésion rénale limitée ou superficielle est-elle bénigne, par cela seul qu'elle évolue sans hypertrophie du cœur et sans induration des artères? Nous avons heureusement un réactif plus sensible : c'est l'augmentation de pression intra-vasculaire (Potain, Teissier) se traduisant au doigt par l'hypertension artérielle et, à l'oreille, par le bruit de galop cardiaque, toutes choses indices d'une évolution brightique.

L'albuminurie résiduale se traduira par des caractères négatifs à l'examen de l'appareil circulatoire : absence de bruit de galop, absence d'hypertension radiale. Toutes nos observations nous montrent une pression oscillant entre 10 et 18, jamais au-dessus, c'est-à-dire une pression plutôt basse.

Il en sera de même en ce qui touche le système nerveux. La céphalée persistante, les troubles de la sensibilité périphérique, hyperesthésies, myalgies, névralgies, etc., sont assez fréquemment absents et lorsqu'on les note, d'autres causes interviennent pour expliquer leur présence : un albuminurique névropathe a le droit d'avoir des crampes dans les mollets, des fourmillements dans les doigts, sans être considéré pour cela comme atteint d'une néphrite avec insuffisance rénale et menacé de toutes les conséquences d'un pareil diagnostic.

Jamais enfin on n'a signalé, au cours d'une albuminurie résiduale, ces accidents du fond de l'œil et ce *(nystagmus irien)* auxquels M. le professeur Teissier attribue une si grave valeur pronostique.

En résumé, si nous opposons l'évolution clinique du mal de Bright à celle de l'albuminurie résiduale, nous n'assistons pas à ces manifestations d'intoxication lente, à ces signes de petite urémie, qui tôt ou tard, dans le premier cas, aboutiront à l'urémie confirmée.

Cette innocuité de l'albuminurie résiduale vis-à-vis de l'état général trouve sa confirmation dans une série de faits nouveaux qu'ont mis en lumière les récentes recherches sur la toxicité urinaire, le coefficient d'oxydation et la perméabilité rénale.

Nos documents sur ces points intéressants d'expérimentation et de chimie physiologique sont courts et, il faut l'avouer, assez incomplets, mais les quelques données que nous possédons sont en parfaite concordance avec ce que nos conceptions sur la nature de l'albuminurie résiduale nous permettaient de prévoir.

La recherche de la toxicité urinaire a, au point de vue qui nous occupe, une importance clinique de premier ordre, bien mise en relief par MM. Roque et Teissier en 1888. Dans celles de nos observations où cette épreuve a été faite, nous l'avons toujours trouvée normale ou à peu près. Chez l'un de nos malades, 45 à 50 centimètres cubes d'urine suffisent à tuer 1 kilogramme de lapin et chez l'autre, le coefficient uro-toxique s'élève au chiffre de 0, 540. Cette dernière observation est d'ailleurs fort intéressante, en ce qu'elle nous permet de suivre l'augmentation de ce coefficient parallèlement au rétablissement progressif de la santé et au retour de la teneur urinaire à la normale : un premier examen, en février 1900, donne T. = 0,310. Trois mois après, ce chiffre est, nous l'avons vu, porté à 0,540. Voici, *in extenso*, l'exposé de cette intéressante observation.

Observation I. — (Communiquée par M. le professeur Teissier.)

M. B..., quinze ans. Scarlatine fruste contractée au collège, au début de 1898. Néphrite aiguë avec anasarque, dans le courant de juin. Albuminurie massive. Anémie grave, hématuries, régime lacté.

Au mois de novembre de la même année, malgré le régime lacté absolu et les soins les plus vigilants, l'albuminurie persiste à un taux très élevé, et il ne se produit aucune amélioration dans l'état général ; on ne se croit pas autorisé à revenir encore à une alimentation mixte et on continue l'usage systématique du lait.

En février 1899, en présence de l'influence nulle exercée sur l'albumine par ce régime, comme il n'existe aucun retentissement sur la circulation (point d'hypertension, aucune modification des bruits du cœur), on a recours à un régime moins sévère, on réduit la ration quotidienne du lait et on prescrit une médication reconstituante, ayant pour base surtout le tanin et le fer.

Les urines, qui avaient été examinées précédemment à notre intervention et qui contenaient beaucoup de globules blancs, des cylindres muqueux et épithéliaux et de l'urate de soude en notable proportion, sont examinées à nouveau, le 23 février

1900, par M. Couvreur, maître de conférences à la Faculté des Sciences.

Il note : globules blancs, cylindres muqueux, urate de soude en moindres proportions, dépôt général moins abondant. Le coefficient uro-toxique = 0 gr. 310.

Trois mois après, le dépôt des urines est encore plus réduit, les cylindres ont disparu et le coefficient uro-toxique s'élève 0 gr. 540. L'état général s'est, en même temps, sensiblement amélioré, les couleurs sont revenues au visage, et l'albumine qui avait atteint 7 grammes par litre l'année précédente, n'est plus que de 1 gr. 50 environ.

Depuis lors, l'état général est toujours allé en progressant, les forces sont complètement revenues : l'albumine est devenue minima, parfois à maximum diurne, mais il n'existe aucun trouble fonctionnel et les études ont pu être reprises, avec un régime presque commun, sans que la quantité d'albumine ait aucunement augmenté et sans que la santé générale ait eu le moins du monde à en souffrir.

Le régime paraît n'exercer, non plus, aucune influence sur la quantité de l'albumine ; une analyse faite le 20 juillet dernier, après l'administration d'une copieuse portion de poisson, permet de constater l'invariabilité du taux de l'albumine.

L'épreuve de la toxicité urinaire est donc pleine d'enseignements pratiques : il serait intéressant de comparer ces données avec les données analogues que nous fournit la recherche du coefficient d'oxydation.

Ce coefficient est, lui, aussi voisin de la normale : il oscille entre 0,79 et 0,94 (obs. II), autour de 0,885 (obs. XXXI). Marie, Achard et Merklen donnent des chiffres analogues.

Une dernière confirmation nous est donnée par l'examen de la perméabilité rénale : dans tous les faits que nous rapportons, c'est le procédé au bleu de méthylène de MM. Achard et Castaigne qui a été mis en œuvre.

Les résultats sont concluants ; dans quatre observations (obs. XIII, obs. XVII, obs. XXXI, et celle de notre ami le Dr L...), quatre fois le bleu est apparu avant la fin de la première heure, mais dans tous ces cas aussi, l'élimination semble un peu prolongée, deux, trois et même quatre jours. On ne saurait, à notre avis, attacher à cette prolongation aucune signification grave, attendu que précisément les sujets de ces observations présentent, sans exception, tous les attributs apparents de la santé, et que, dans certaines conditions, l'expérimentation sur un sujet sain donne des résultats identiques.

De ces faits et des précédents, tirons la conclusion : l'évolution de l'albuminurie résiduale ne s'accompagne pas de troubles de la santé générale ; jamais de menaces d'auto-intoxication, conservation du taux normal des oxydations intra-organiques, perméabilité rénale presque parfaite.

Ces conclusions, pour être vraies, n'ont pourtant qu'une application restreinte en clinique, car jusqu'ici nous avons envisagé seulement la forme typique, idéale de l'albuminurie résiduale : *la forme permanente à taux fixe*, dont nous aurons à nous occuper ultérieurement.

Et encore, dans ce cadre choisi, les faits ne remplissent-ils pas tous exactement les conditions précitées. C'est pourquoi il nous reste à étudier, dans ce paragraphe, les modifications de l'état général qui sont compatibles avec le caractère résidual de l'albuminurie.

Dans certains cas, nous avons simplement affaire à un reliquat de néphrite, en train d'évoluer lentement vers la résidualité mais parfois réveillée passagèrement par une infection intercurrente, ainsi que le témoigne l'observation suivante.

Observation II. — (Communiquée par M. le professeur Teissier.)

M. I. T..., néphrite post-infectieuse avec hématurie; albuminurie résiduale, à grandes oscillations, d'abord réveillée et gravement influencée quatre ans après, par une poussée de grippe sévère. Guérison de la poussée intercurrente, mais persistance pendant cinq ans, malgré le retour complet à la santé, d'une albuminurie permenante à grosses variations diurnes. Depuis 1896, albuminurie résiduale fixe, santé parfaite.

Antécédents : M. I. T..., trente-quatre ans, appartenant à une famille extrêmement arthritique.

Père hémorrhoïdaire, mort depuis d'hémorragie cérébrale. Mère et grand'mère diabétiques, etc.

Vu par le Dr Teissier pour la première fois, en 1888, dans le cours d'une néphrite infectieuse, remontant à deux ans auparavant et paraissant s'être développée à la suite d'une infection dont la nature essentielle ne saurait être exactement déterminée.

L'état général n'est pas satisfaisant : faiblesse, pâleur et surtout, tous les quinze ou vingt jours, poussées de congestion rénale intenses, s'accompagnant non seulement d'hémoglobinurie, mais parfois d'hématurie réelle.

La quantité d'albumine est très variable, oscillant entre 60 centigrammes et 3 grammes et s'exagérant sous l'influence de la moindre fatigue et du moindre refroidissement.

Les dépôts urinaires contiennent des globules sanguins, des débris épithéliaux et quelques moules granuleux.

Sous l'influence d'un traitement approprié et d'une hygiène parfaite, les choses vont en s'améliorant d'une façon progressive;

l'albumine diminue, l'état général devient plus satifaisant : aucun signe d'auto-intoxication. Du reste, la recherche de la toxicité urinaire démontre que la dépuration rénale est complète ; faite à trois reprises différentes, on a constaté, chaque fois, qu'il suffisait de 45 à 50 centimètres cubes d'urine pour tuer 1 kilogramme de matière vivante.

La quantité de l'urée est physiologique, variant de 25 à 33 grammes en vingt-quatre heures, et le coefficient d'oxydation, recherché à plusieurs reprises, a donné des chiffres oscillant entre 79 et 94 centigrammes.

Dans ces conditions, arrive la grippe de 1889-1890. M. I. T... est un des premiers malades atteints. Symptômes généraux graves; T. = 40 degrés, diminution considérable des urines, qui sont foncées, hématiques et contiennent de très grosses proportions d'albumine.

Néanmoins, au bout de quelques jours, tout rentre dans l'ordre, mais l'albumine persiste et persistera de longs mois avec de très grosses oscillations, et nettement influencée par les moindres fatigues, le moindre refroidissement, le plus petit écart de régime (un morceau de saumon suffit à faire monter le taux de l'albumine de 60 centigrammes à 3 grammes). Passagèrement bruit de galop dans la situation debout.

En même temps, il persiste de l'anémie, de la pâleur du visage; l'hémoglobine est à 8,5 pour 100.

Cet état persiste jusqu'en 1893 ; à partir de ce moment, amélioration constamment progressive, la quantité d'albumine s'abaisse lentement, mais régulièrement. Les oscillations se réduisent, l'anémie s'atténue, une vie active est menée, séjours fréquents à la campagne. Médication tonique, quinquina, préparations ferrugineuses. Régime toujours soigné.

En 1895, l'état général est si bon que M. I. T... songe à se marier ; l'autorisation lui en est donnée après avis demandé au professeur Potain, qui lui-même avait vu le malade à plusieurs reprises et jugé le progrès accompli.

Depuis lors, le malade, qui n'éprouve aucun malaise, qui se livre à une vie extrêmement active, ne connaissant jamais la fatigue, chassant des journées entières au milieu de régions humides sans en être aucunement incommodé, a été revu plusieurs fois. Son albuminurie est à un *taux fixe minimum*; réduite à l'état de traces le matin, elle persiste dans la journée à un taux invariable de 25 à 30 centigrammes. Il ne suit aucun régime et rien n'influence plus cette albuminurie qui paraît compatible avec la santé la plus parfaite. Pression artérielle physiologique. Aucun galop.

Cette observation est intéressante en ce qu'elle nous permet d'assister par deux fois à l'atténuation progressive des accidents aigus primitifs. La lésion rénale n'est pas encore complètement refroidie et elle réagit à la moindre influence étrangère par des manifestations symptomatiques, qui peuvent paraître inquiétantes : faiblesse, pâleur, congestions rénales et poussées d'albuminurie fréquentes, comme dans le cas précédent ; état général précaire, influence nocive de tout écart de régime, de l'exercice physique et de l'étude (obs. XXIX), ou simplement convalescence qui traîne indéfiniment en longueur (obs. I). Pourtant le cœur n'est pas touché; les accidents nerveux et les troubles de la vue font défaut. Bientôt en suivant le malade, nous verrons la convalescence s'achever et, en même temps, l'albuminurie aboutir à sa forme résiduale définitive. Ce n'est, en somme, qu'un stade évolutif.

D'autres fois, et cela surtout dans *les variétés oscillantes de l'albuminurie résiduale*, ces mêmes phénomènes se retrouvent, mais avec une signification autre, que nous aurons à apprécier au chapitre du pronostic. Les grands accidents sont absents, il est vrai, mais l'albuminurie peut être accentuée par la fatigue, le régime, par la moindre infection. On note de temps à autre de l'œdème malléolaire, des névralgies, des douleurs de rein, de la céphalée, de l'anorexie, une susceptibilité plus grande aux refroidissements. Il n'y a pas de bruit de galop, mais le ton des sigmoïdes aortiques est un peu claquant (obs. XXVII).

On conçoit que, dans ces troubles multiples, il y ait une gamme d'intensité infinie, variable avec chaque cas, mais le plus souvent la santé n'est pas gravement compromise (sauf, bien entendu, à l'occasion d'une infection intercurrente) ; ou si elle l'est, c'est que l'albuminurie résiduale changeant de nature, évolue vers le mal de Bright.

Les divers accidents que nous venons d'énumérer ne doivent pas être, dans tous les cas, indifféremment mis sur le compte de l'albuminurie : souvent, à la lésion rénale s'associent des lésions organiques de différente nature (dilatation d'estomac, lithiase biliaire, etc.) à qui revient certainement une part des symptômes observés.

Dans ces cas mixtes, ce sera souvent un point de diagnostic très délicat, que de tracer une ligne de démarcation nette entre les deux territoires morbides.

Les modifications de l'état général s'accompagnent de modifications analogues de la toxicité urinaire et des combustions intra-organiques.

Dans l'observation XXXIII, le coefficient d'oxydation s'abaisse à 0,66. Il est de 0,75 chez la malade de l'observation XVII ; cette malade, il est vrai, présentait des troubles du côté du foie.

La diminution du coefficient uro-toxique se rencontre dans une série de faits bien déterminés et a une signification pour l'apparition ultérieure des accidents nerveux : elle est fort nette dans l'observation XXII où T = 0,255.

Nous ne possédons aucun renseignement sur les variations de la perméabilité rénale avec les diverses formes de l'albuminurie résiduale.

B. **Composition du milieu urinaire**

A part la présence de l'albumine, le milieu urinaire subit peu de modifications importantes.

Si nous prenons pour type l'observation X, nous voyons l'examen physique négatif en ce qui touche la présence d'éléments anormaux, organiques ou inorganiques. Le microscope révèle seulement des cristaux d'urique en quantité supérieure à la moyenne : fait que M. le professeur Teissier a pu vérifier plusieurs fois en des cas analogues.

Pas de cylindres : toutefois il est admis aujourd'hui que la présence passagère de cylindres hyalins, très clairsemés, n'est nullement incompatible avec la cicatrisation de la lésion rénale : cette opinion se trouve confirmée dans les observations XXVII et XIV.

La cryoscopie a été rarement pratiquée : dans le seul cas où nous la trouvons notée (obs. XIII), elle s'est montrée normale.

La composition chimique de l'urine présente également peu de variations : elle oscille autour de la formule suivante proposée par le Dr Bordet (d'Evian).

Urée, 15 grammes par 24 heures et au-dessus.

Acide urique, 0,20 —

Acide phosphorique, 1 gr. par 24 h. et au-dessus.
Chlorure, 5 gr. —

Cette formule n'a rien de rigoureux : il serait préférable de rapporter la quotité des éléments de l'urine, à la masse en poids de l'individu. Le chiffre de 40 centigrammes d'urée par kilogramme de matière vivante, proposé, après Bouchard, par M. le professeur Teissier, est plus conforme aux données physiologiques et correspond à la moyenne des faits observés.

A côté de ces cas types, étudions les cas mixtes. Les modifications de la teneur urinaire en principes minéraux, selon les différentes formes d'albuminurie résiduale, sont peu connues. Si le taux de l'urée se maintient le plus souvent aux environs de la normale, on l'a vu abaissé, et dans l'observation XVII il descend à 7 grammes. Mais, à vrai dire, la malade présentait des accidents de lithiase biliaire, avec obstruction intermittente du cholédoque.

On a noté quelques variations dans la proportion des sels, acide urique en excès, surtout dans les cas à hérédité arthritique ou goutteuse, des urates, des oxalates etc., mais rien en somme qui nous permette des déductions scientifiques touchant la nature de la lésion rénale.

Plus intéressante est la question des éléments figurés de l'urine (Bard *Lyon Médical* 1894). Si dans la forme fixe de l'albuminurie résiduale leur présence est l'exception, ils peuvent être plus fréquemment rencontrés dans les formes oscillantes, irrégulières, surtout à mesure qu'on se rapproche de la lésion initiale.

Dans l'observation I, l'analyse des urines révèle des

globules blancs, des cylindres muqueux et des débris épithéliaux, un an après la néphrite originelle, et chez le malade de l'observation XXIII, on trouve encore des cellules épithéliales, sans cylindres, quatre ans après l'infection première. Ces éléments témoignent de la persistance d'un certain degré d'inflammation ou simplement de congestion catharrale au niveau de la région du rein qui a été primitivement touché. L'observation I est très instructive à cet égard : elle nous permet d'assister, étape par étape. aux différentes phases de la régression du processus infectieux.

Bien entendu, au cas de rappel de l'albuminurie par une infection intercurrente, l'aspect urologique change: la cylindrurie devient la règle, (Obs. II et XXXIII.)

Les cylindres, à la fois plus nombreux et à caractère granuleux net, persistent jusqu'au moment où la disparition des phénomènes pyrétiques se traduit, au niveau du rein, par le ralentissement, puis l'arrêt de la desquamation épithéliale.

C. **Caractères de l'Albuminurie.**

L'albuminurie du type résidual a des caractères particuliers: c'est de la sérinurie le plus souvent; sérinurie pure ou presque pure dans la forme résiduale fixe (l'observation X nous en offre un exemple très net); sérinurie associée dans les formes intermittentes irrégulières. Ces deux règles ne sont absolues en aucun de leurs termes, mais elles répondent à la majorité des faits observés.

Il peut y avoir peptonurie en même temps que sérinurie (obs, XXXV), les peptones étant vraisemblablement en ce cas, sous la dépendance des phénomènes gastriques concomitants.

La sérine peut s'associer à la globuline ou même être remplacée par cette dernière (obs. XXXII et XXXV).

Enfin, mais plus rarement, on rencontre en même temps sérine et albumine acéto-soluble (obs. XXXIII), la signification de cette dernière n'étant pas encore nettement déterminée.

La nature de l'albumine résiduale n'est donc pas univoque dans tous les cas et ne saurait suffire à elle seule à catégoriser le type résidual.

Le taux de l'albumine est-il plus caractéristique? Nous ne le croyons pas. Si en effet dans la plus grande partie de nos observations, la quantité d'albumine notée ne dépasse guère 1 gramme à 1 gr. 20, correspondant ainsi au type minimum de Lecorché et Talamon, il s'en faut beaucoup que ce soit là un chiffre précis. L'albumine peut persister à un taux de 2 grammes (obs. XXXIII), 3 grammes (obs. VIII) et plus, sans compromettre en aucune façon la santé générale de l'individu.

Faut-il en déduire que la quantité d'albumine n'a, en elle-même, aucune signification clinique? Ce serait, à notre avis, aller trop loin. Nous nous expliquerons à cet égard au chapitre VI.

Cette albuminurie peut affecter différentes formes, régulières ou irrégulières, fixes ou intermittentes; ces formes seront l'objet d'une longue étude, tant au chapitre de l'évolution qu'au chapitre du pronostic.

Il est toutefois un caractère de cette albuminurie qui

mérite d'attirer notre attention; c'est son indifférence vis-à-vis des influences de second ordre, qui, comme le régime, la fatigue, ont un retentissement si marqué sur l'albuminurie brightique.

« Certains sujets ont, en effet, dit M. le professeur Teissier, dans le *Traité de thérapeutique* de Robin, une dose quasi invariable d'albumine, que ni le régime, ni l'exercice, ni le travail un peu forcé ne peuvent modifier; seuls les états aigus intercurrents provoquent des oscillations nettes et augmentent l'albumine, mais souvent, sans même qu'ils aient été mis à la diète lactée, la convalescence achevée, on voit le tout rentrer dans l'ordre et l'albumine retomber à ses proportions minima qui constituent l'état normal. »

Et, à ce propos, rien n'est plus convaincant que l'observation suivante.

Observation III. — (Communiquée par M. le professeur Teissier.)

Mlle M. R..., quinze ans — Antécédents héréditaires nuls.

En octobre 1894, grippe, néphrite concomitante, urines fortement albumineuses et sanguinolentes.

Céphalalgie, douleurs de rein, troubles passagers de la vue mais pas d'œdèmes, rien aux poumons, rien au cœur.

Aire de matité précordiale = 69 centimètres carrés.

En avril 1895, rétablissement complet de la santé générale. Mais la persistance de l'albuminerie inquiète la malade qui se confine au régime lacté exclusif. Albumine = 40 centigrammes.

Le Dr Teissier autorise un régime mixte : jambon et œufs, le lait est diminué. Albumine = 40 centigrammes.

En mai 1895, régime complet : poulet, gras de porc frais, œufs. Albumine = 50 centigrammes.

La malade est remise au régime lacté absolu. L'albumine reste à 40 centigrammes.

Successivement le régime mixte, puis le régime ordinaire sont repris, sans modifier la quantité d'albumine, qui oscille entre 40 et 50 centigrammes par jour.

La malade quitte l'hôpital le 31 mai, l'albuminurie persiste avec les mêmes caractères

Novembre 1900. — La malade a été revue : elle a gardé son albuminurie à taux fixe et sans aucun trouble fonctionnel.

Il y a plus ; il arrive parfois que le régime lacté dont nous connaissons l'efficacité en thérapeutique rénale, se traduit à l'égard de l'albuminurie résiduale par des effets inverses et élève le taux de cette albuminurie.

L'observation suivante de Talamon en fait foi.

Observation IV (résumée). — (Lecorché et Talamon. *Médecine moderne* 1892.)

M. L..., vingt-trois ans, pas d'antécédents héréditaires.

Fièvre typhoïde en 1887, à l'âge de dix-huit ans. L'albuminurie a été découverte par hasard l'année suivante : taux 1 gr. 50 par litre. Aucun symptôme brightique.

Elle monte brusquement à 2 gr. 30 sous l'influence du régime lacté exclusif.

Un régime tonique et plusieurs cures d'eau ferrugineuse font au contraire tomber l'albumine à 25 centigrammes par litre ; disparition complète en octobre 1891.

Un peu plus tard (novembre 1891), elle reparaît, mais d'une manière irrégulière et intermittente, à l'état de traces plus marquées d'ordinaire dans l'après-midi.

Les conclusions qui précèdent s'appliquent à un

grand nombre d'albuminuries résiduales, albuminuries fixes et régulières, mais non pas à toutes, et M. le professeur Teissier cite l'observation d'un jeune homme de vingt ans dont l'albuminurie remontait à une scarlatine contractée à l'âge de trois ans. Or, ce jeune homme ne pouvait prendre une tasse de bouillon ou un morceau de bœuf sans voir son albuminurie augmenter dans des proportions notables.

Ces faits et d'autres serviront à catégoriser toute une série de cas, dont nous aurons à nous occuper à propos du pronostic.

Un dernier mot, en ce qui concerne l'albuminurie résiduale. A quel moment une albuminurie post-infectieuse devient-elle résiduale ? La réponse se trouve implicitement contenue dans la définition même de cette albuminurie : c'est lorsque le rétablissement au moins apparent de la santé aura permis d'affirmer avec la disparition de l'infection causale, que l'albuminurie échappe désormais à toute influence directe relevant de cette infection. On conçoit combien une pareille règle est malléable en clinique ; aussi, pour avoir un indice d'appréciation plus fixe et plus applicable à la moyenne des cas, admettrons-nous avec M. le professeur Teissier, qu'en règle générale une albuminurie persistante ne mérite le nom de résiduale que cinq ou six mois après la disparition définitive des phénomènes infectieux du début.

CHAPITRE III

ÉVOLUTION DE L'ALBUMINURIE RÉSIDUALE

Que devient l'albuminurie résiduale ? Quel avenir lui est réservé? La réponse va différer avec les écoles. Nous retrouvons là, en effet, cette double tendance de l'esprit médical, dont nous avons parlé au chapitre de l'historique : l'une qui veut identifier l'albuminurie résiduale à celle du mal de Bright, l'autre, au contraire, qui en fait un syndrome morbide à part, distinct à la fois par ses caractères et son évolution bénigne.

Comptons les adversaires et pesons les arguments de chacun.

L'évolution brighhtique de l'albuminurie résiduale tend à grouper le plus grand nombre de suffrages. C'est l'opinion de la majeure partie des médecins d'assurances qui, à la presque totalité des voix, rejetaient à la session annuelle du *British medical Association* de 1889, l'admission et l'assurance intégrale des sujets porteurs d'albuminurie; c'est encore l'opinion de Wybauw qui, au Congrès de Bruxelles, conclut à l'exclusion des assurances de tout postulant, dont l'urine renfermerait de l'albumine six mois après une maladie infectieuse.

Clément Dukes, Christison, Rosenstein professent les mêmes idées. Lecorché et Talamon s'en font l'écho en France, tout en restreignant peut-être l'absolutisme des premiers observateurs.

Doctrines et arguments nous sont parfaitement exposés par eux, dans un article très documenté sur le Pronostic de l'albuminurie *minima*[1]. «Si l'on recherche, disent-ils, les raisons qui ont porté à séparer ces formes (albuminuries intermittente ou paroxystique, albuminurie persistante simple de G. Stewart) des autres albuminuries rénales, on voit qu'elles peuvent se grouper sous trois chefs principaux :

1° Caractère de variabilité, d'intermittence, de faible intensité de l'excrétion albumineuse ;

2° Caractère accidentel de cette albuminurie, constatée le plus souvent par hasard, ne paraissant se relier à aucune cause appréciable et ne s'accompagnant d'aucun autre symptôme de lésion rénale ;

3° Longue durée de cette albuminurie sans trouble sérieux de la santé générale. »

Or, disent Lecorché et Talamon, que conclure des caractères précités : les variations observées, tout à fait distinctes d'un cycle régulier, ne sont-elles pas un fait bien connu pour toutes les albuminuries brightiques dont le taux, lui aussi, est soumis à toutes les influences de la digestion, du séjour au lit, etc. Si la découverte de ces albuminuries est le plus souvent due au hasard, leurs causes n'en sont pas moins celles du mal de Bright : infection aiguë, hérédité rénale ou goutteuse.

[1] *Médecine moderne*, 1892.

Quant à la longue durée de l'albuminurie, sans troubles sérieux de la santé générale, « nous avouons, disent ces auteurs, n'avoir jamais pu comprendre l importance que les partisans de l'albuminurie dite fonctionnelle attachent pour les besoins de leur cause à ce caractère. N'appartient-il pas en propre et de l'aveu général aux phases silencieuses de toutes les néphrites chroniques ? N'est-ce pas la règle de voir les accidents bruyants du mal de Bright, l'anasarque, l'urémie, ce que nous avons appelé les poussées brightiques aiguës, précédés et suivis, pendant des mois et des années, de longues périodes de calme, où la présence de l'albumine dans l'urine est le seul signe, le seul phénomène qui traduise l'existence de la lésion rénale ?

L'albuminurie n'a par elle-même aucune signification absolue : elle indique le danger, mais elle ne permet pas de l'apprécier. L'apparence d'une bonne santé générale, pas plus que la petite quantité ou l'intermittence de l'albumine dans l'urine, ne saurait donc servir à catégoriser une espèce d'albuminurie.

C'est sur d'autres éléments d'appréciation qu'il faut se fonder pour juger de la gravité ou de la bénignité d'une albuminurie et pour essayer de pronostiquer dans quel sens se fera l'évolution de la lésion rénale qu'elle nous révèle. »

En faisant l'application de ces données au pronostic de l'albuminurie minima post-infectieuse, Talamon conclut : « Quand les poussées d'albuminurie plus abondantes ne se produisent plus ou ne se produisent pas et que l'albuminurie reste seulement à l'état de traces intermittentes, on doit espérer sa disparition progressive. Si cette disparition survient au bout de quelques mois et persiste pendant un an au moins, nous croyons qu'on peut bannir toute crainte pour l'avenir. Mais si cette disparition ne s'observe qu'un an, deux ans après la maladie originelle, ou bien si des traces d'albumine se décèlent encore dans l'urine au bout de trois, quatre ans, encore qu'il ne soit pas impossible qu'une évolution brightique complète ne se produise jamais, cette évolution est désormais à redouter. »

A l'appui de ces conclusions, viennent les faits suivants rapportés par Lecorché et Talamon. (Le Pronostic de l'albuminurie minima, *Médecine moderne*, 1892.)

Observation V (résumée).

Mme X..., quarante ans. — Fièvre typhoïde en 1876, à l'âge de vingt-cinq ans. Depuis lors, albuminurie minima, intermittente d'abord puis continue, durant dix ans. En 1886, polyurie, phlébites multiples, recrudescence de l'albuminurie. Mort à quarante ans avec les symptômes du petit rein contracté.

Observation VI (résumée).

Mme B..., trente ans. — Albuminurie minima, intermittente durant huit ans. Poussée aiguë avec augmentation transitoire de la quantité d'albumine qui reparaît ensuite d'une manière persistante et à l'état de traces, sans troubles apparents de la santé. Mort huit ans après, par congestion pulmonaire avec oligurie brusque pendant une attaque d'influenza.

Observation VII (résumée).

Mme X.., trente-trois ans. — Fièvre typhoïde et scarlatine

pendant la jeunesse. Etat de santé médiocre. Depuis lors, quatre grossesses terminées par fausses couches, sans éclampsie. Albuminurie minima *post prandium* pendant trois ans, puis persistante. Mort à trente-trois ans, avec les symptômes du petit rein contracté.

En présence de ces faits, ne semble-t-on pas autorisé à affirmer que « de quelque manière qu'on envisage l'albuminurie minima, sous quelque aspect qu'elle se révèle au début, qu'elle soit continue ou intermittente, qu'elle n'apparaisse d'abord qu'après les repas ou la suite d'exercices musculaires, qu'elle soit la conséquence d'une maladie fébrile ou qu'elle survienne sans cause évidente, on voit, à condition de pouvoir suivre en temps suffisant le sujet atteint, qu'elle peut à la longue aboutir à l'ensemble symptomatique qui caractérise le mal de Bright confirmé et qu'elle répond par suite aux phases initiales de l'atrophie progressive rénale ou petit rein contracté ».

Donc, pour les cliniciens de la première école, présence de l'albuminurie résiduale équivaudra à pronostic sérieux. Ce sera le point autour duquel iront évoluer le diagnostic, qui affirme la néphrite ; le pronostic, qui fait déjà entrevoir l'urémie ; la pathogénie, qui explique les moindres incidents cliniques par l'insuffisance urinaire, et le traitement, qui sera le régime lacté.

Ces conclusions sévères ne sont pas acceptées par les praticiens de la seconde école. MM. Cuffer et Gastou dénient à l'albuminurie résiduale tout caractère sérieux ; Leube, Capitan, Senator la regardent comme indépendante de toute néphrite. (Il est juste d'ajouter que ces auteurs ont souvent confondu, sans le savoir, l'albuminurie post-infectieuse avec la forme dite fonctionnelle, ce qui, à notre avis, consacre une erreur).

Spring et Vogel admettent la persistance de cette albuminurie, sans retentissement aucun sur la santé.

A Lyon, les professeurs Teissier et Bard, fondant leur opinion sur les résultats de leur observation personnelle, affirment que l'albuminurie résiduale vraie, peut et doit être, dans la grande majorité des cas, considérée comme « une albuminurie bénigne, voire même une albuminurie de guérison », au sens clinique du mot. Nous disons « guérison clinique », ne voulant en rien préjuger de l'état anatomique du rein. Il y a eu néphrite, c'est un fait. Que la persistance de l'albuminurie coïncide avec une parcellisation du processus infectieux ou avec la cicatrisation des lésions, peu nous importe ; nous bornons notre étude aux faits cliniques seulement. D'ailleurs, malgré les récentes recherches de Cornil et Brault, l'histologie pathologique offre encore des résultats trop incertains pour pouvoir servir de base solide à la pathogénie et au pronostic.

Plus éclectique est l'opinion de MM. Arnozan et Colrat : se bornant aux constatations des faits acquis, ils n'osent les interpréter. Toutefois, les observations qu'ils nous présentent se rapprochent assez de celles des auteurs précédents, pour qu'il nous soit permis de les placer à côté d'eux.

Quoi qu'il en soit des divergences de vue de ces observateurs sur certains points particuliers, nous voyons se faire une réaction contre les doctrines précédemment émises. Aux théories de l'école précédente, les cliniciens de cette école en opposent d'autres; aux faits anciens, des faits nouveaux parfaitement établis et longtemps suivis : doctrines et faits nouveaux qui les conduisent à des conclusions opposées et qui souvent permettent de donner une interprétation différente aux cas déjà publiés.

Nous apprécierons en temps voulu le bien-fondé de chacune des opinions ; pour le moment, fidèle au plan que nous nous sommes tracé, nous nous contenterons de consulter les faits.

Que nous disent les faits?

Étant donnée une albuminurie qui se présente avec les caractères de l'albuminurie résiduale, nous pourrons assister à :

1° Son évolution brightique ;

2° Sa persistance à un taux fixe, permanent ;

3° Sa persistance à l'état intermittent ;

4° Sa disparition, mais avec rappel possible sous l'influence d'une cause irritative intercurrente ;

5° Sa disparition définitive.

A. **Évolution brightique.**

Elle existe, mais bien plus rarement qu'on a voulu le prétendre. Il est des faits, cependant, dont on ne saurait récuser la valeur : tel celui rapporté par Potain, d'une néphrite infectieuse suivie, vingt et un ans après, de vrai mal de Bright ; telles encore certaines observations de Talamon et Lecorché. Ce médecin, par exemple, qui, malgré la persistance de 1 gramme d'albumine dans ses urines, peut suffire, pendant vingt ans, aux exigences de sa profession, avant de voir éclater les premiers symptômes du brightisme, ou cet autre malade qui a sa première néphrite à trente-huit ans et son mal de Bright à soixante.

Nous trouvons dans la littérature médicale des cas analogues : apparition des premiers symptômes de brightisme, vingt et un ans après une scarlatine (Budel, *in* thèse Ruelle), ou même vingt-six ans après une néphrite aiguë contractée en Crimée (Mathieu, *Archives générales de médecine*, 1881). Mais, il faut l'avouer, ces faits, étiquetés sous la rubrique de « passage à l'état chronique », nous laissent très hésitants sur l'authenticité du diagnostic : dans les deux cas, après des troubles plus ou moins prolongés, nous voyons les sujets revenir à un bon état général apparent, en même temps que l'albuminurie diminue dans l'urine.

A vrai dire, ces cas, très rares, le seraient encore plus, si les auteurs qui les rapportent avaient pris soin d'établir, par une recherche minutieuse de tous les signes différentiels, la part qui revient au brightisme dans la plupart des albuminuries signalées. L'évolution du rein atrophique est longue et insidieuse : c'est l'avis de Lecorché et Talamon, c'est l'avis aussi de tous les cliniciens.

Or, pensez-vous que Hawkins en rapportant le cas vraiment curieux de cette albuminurie de quarante-trois ans, terminée par une hémorragie cérébrale s'était minutieusement assuré dès l'origine, par l'examen de la tension sanguine, par la recherche de la toxicité urinaire, de la nature résiduale ou non d'une semblable albuminurie ? Son rapport est muet à ce sujet. D'ailleurs, la plupart de nos procédés d'investigation, d'importance capitale, nous l'avons vu, sont une découverte contemporaine, ce qui revient à dire que le diagnostic du caractère résidual de l'albuminurie était impossible ou à peu près, à quelques années de nous.

Uue critique plus serrée des faits nous permettrait aisément, dans nombre de cas, de découvrir, sous cette évolution torpide, la série ininterrompue des petits accidents morbides, avant-coureurs du mal de Bright. Le malade de Hawkins présentait de la pollakiurie, et des intermittences transitoires ; la malade, qui fait le sujet de l'observation VII de Lecorché et Talamon, avait un état de santé très médiocre, quatre fausses couches ; pour d'autres, on note des vertiges, des palpitations continues, des accidents du fond de l'œil : toutes choses laissant entrevoir l'urémie à longue échéance.

Enfin une dernière série de faits d'évolution brightique tardive est passible d'une interprétation différente. Au cours d'une albuminurie résiduale à évolution bénigne, nous voyons intervenir une poussée aiguë, une grippe... Le sujet semble se remettre, mais peu après cet épisode fébrile des troubles apparaissent. Le pouls devient dur, la polyurie progresse, ainsi que le taux de l'albumine. Le sujet meurt avec les symptômes du petit rein contracté. Telle est en, somme, l'histoire du malade qui fait le sujet de l'observation V de Talamon et Lecorché (déjà cité). Des exemples analogues nous sont rapportés dans la thèse de Eid (*Du pronostic éloigné des manifestations rénales de la scarlatine*, Paris, 1893-1894).

L'albuminurie primitive doit-elle seule être rendue responsable de ces accidents ? Non assurément. Nous nous expliquerons à cet égard, en étudiant l'albuminurie de rappel.

Dans les cas cités, nous voyons cette albuminurie changer de signe : résiduale et bénigne en principe, elle devient brightique secondairement, sous l'influence d'une infection qui eût pu, à elle seule, créer de toutes pièces une lésion brightique.

Concluons donc, que l'évolution brightique de l'albuminurie résiduale existe, mais qu'elle n'est pas aussi fréquente qu'on a bien voulu le prétendre.

B. **Persistance à un taux fixe permanent.**

C'est la forme type de l'albuminurie résiduale. Nous connaissons sur ce point les idées et les observations de Talamon : pour ce clinicien, toute albuminurie qui persiste, même à l'état de traces, trois ou quatre ans après la disparition de la pyréxie génératrice est l'indice presque fatal d'une évolution brightique latente. A ces conclusions, nous pouvons en opposer d'autres, fondées sur les faits.

Observation VIII. (Résumée). — (Cuffer et Gastou, *Revue de médecine*, 1891.)

Mme de V... Il y a cinq ans au cours d'une grossesse, néphrite albumineuse, avec œdème de la face et des membres inférieurs. Quelques troubles de la vue, diminution de la quantité des urines, albuminurie très abondante. L'avortement qui survient au cinquième mois, est le fait d'une chute. Les symptômes de néphrite persistent à la suite. Traitement classique de la néphrite parenchymateuse.

Au bout de peu de temps, à part la présence de l'albumine dans les urines, on ne constatait plus aucun symptôme de néphrite. La malade se sentait bien portante, respirait normalement, n'avait plus ni troubles gastriques, ni troubles de la vue, ni céphalée ; les œdèmes ne reparaissent plus.

En présence de la persistance de l'albumine, le médecin de Mme de V... continue à prescrire le traitement ordinaire des néphrites. M. Cuffer est alors appelé. Le taux de l'albumine est de 3 grammes. La reprise des différents traitements restant sans résultats, la malade est rendue à son alimentation et à sa vie habituelle ; on se contente de lui conseiller des ménagements, en raison du point faible créé par la lésion rénale.

Mme de V... reprit alors sa vie mondaine en évitant les causes de fatigue et de refroidissement.

Depuis ce temps (il y avait cinq ans en 1891), l'albumine est restée toujours au taux fixe de 3 grammes. On a fait cet examen quatre à cinq fois par an et jamais le résultat n'a varié. La santé générale de Mme de V... est excellente, grâce à une surveillance bien raisonnée de son hygiène, elle n'a présenté aucune poussée congestive du côté de ses reins.

La malade après avoir été suivie un certain temps est actuellement perdue de vue. (Communication de M. Cuffer, novembre 1901.)

Voilà donc une albuminurie, qui a évolué pendant près de six années, avec un taux relativement élevé, mais fixe d'albumine, sans aucun trouble de la santé et sans tendance au brightisme, comme le prouve l'examen de l'état général.

MM. Cuffer et Gastou rapportent d'autres cas analogues, mais la mort ou la disparition des sujets ne nous permet pas d'établir des conclusions probantes à leur égard.

Observation IX. — (Bard, *Lyon médical*, 1894.)

Il s'agit d'un petit garçon actuellement âgé de neuf ans et demi, auquel j'ai été appelé à donner des soins depuis six ans. Au moment de mon premier examen, il présentait une albuminurie persistante, consécutive à une scarlatine méconnue, survenue six mois auparavant. Les phénomènes inflammatoires n'étaient pas encore complètement dissipés, car il persistait de l'affaiblissement général, de la pâleur, de la sécheresse de la peau et un peu d'œdème des paupières.

L'albuminurie atteignait environ 60 à 80 centigrammes par litre, avec une émission moyenne de 500 grammes d'urine par vingt-quatre heures.

Pendant longtemps, le traitement fut poursuivi avec quelque sévérité : le taux de l'albuminurie, qui s'était abaissé assez rapidement à 40 centigrammes par litre, est resté peu à peu stationnaire à ce chiffre pendant deux ans. Les deux années suivantes, il avait un peu baissé et restait généralement de 25 centigrammes. Depuis cette époque, il n'a plus été fait de traitement suivi, on s'est contenté de quelques précautions diététiques et d'hygiène générale.

L'albuminurie n'a jamais cessé et persiste encore aujourd'hui ; mais elle est des plus faibles, réduite le plus souvent à l'état de traces, remontant toutefois accidentellement à quelques centigrammes sous toutes les influences défavorables. Néanmoins à aucun moment il ne s'est produit de rechute, il n'y a plus eu d'œdème, le cœur est normal. La santé générale est satisfaisante, la croissance s'est effectuée régulièrement, et diverses affections intercurrentes se sont passées sans avoir lieu d'inspirer des inquiétudes nouvelles.

Actuellement (décembre 1900) voici les renseignements que nous devons à la gracieuses complaisance de M. le professeur Bard : Le jeune homme continue à bien se porter, il est élève de rhétorique au lycée de Lyon. Il présente toujours de faibles doses d'albumine (15 à 30 centigrammes en général) exceptionnellement variables, sans allure cyclique ni orthostatique. Pas de retentissement sur le système circulatoire ; pas de troubles appréciables de la santé.

Observation X. — (Communiquée par M. le professeur Teissier.) *Albuminurie post scarlatineuse, datant de cinquante-trois ans, ayant persisté à l'état massif vingt-cinq ans, survivant à l'état minimum depuis; absence complète de cylindres dans les dépôts.*

M. V. R..., soixante-treize ans, a contracté à l'âge de vingt ans, c'est à-dire, il y a cinquante-trois, ans une scarlatine grave. Au cours de cette scarlatine, néphrite aiguë avec anasarque, albuminurie massive, etc. Sous l'influence du repos et du régime lacté, le retour à la santé s'obtient au bout de quelques semaines.

Mais l'albumine persiste en quantité abondante dans l'urine, malgré le retour complet à la santé et la réparation totale des forces.

Le professeur B. Teissier qui a suivi le malade pendant de longues années, a pu, à chaque examen, constater la présence d'une importante proportion d'albumine dans les urines, mais comme le malade n'accusait aucun trouble fonctionnel, aucun mal de tête, ni palpitation, ni dyspnée et qu'il pouvait, sans la moindre fatigue, s'adonner aux obligations d'une profession un peu absorbante, tout en commandant à son malade les précautions d'usage contre le refroidissement et la fatigue, M. Teissier ne crut pas devoir imposer à M. V. R., les servitudes d'un traitement ou d'une hygiène un peu sévère.

Depuis de longues années, M. V. R. a même complètement renoncé à s'occuper de sa santé, de ses urines et de ses malaises anciens. Il se considère comme guéri, estime que ses urines ont une composition normale et croit qu'il lui suffit d'éviter le refroidissement pour ne pas voir réapparaître de l'albumine dans l'urine. Il se peut qu'un malaise transitoire, refroidissement, grippe, etc., mette en évidence dans l'urine l'existence d'une certaine proportion d'albumine et nous venons actuellement (12 décembre 1900) de nous rendre compte que, même dans la période d'état de santé considérée comme la meilleure, les urines contiennent encore une certaine quantité d'albumine, 3o centigrammes en moyenne.

C'est de la sérine presque pure et, fait remarquable, les urines que M. V. R. a bien voulu nous faire remettre ont une composition absolument identique : même aspect, même coloration, même disque de matières colorantes un peu accentué : au-dessus de la zone d'acide nitrique, même hauteur et même densité du disque albumineux, enfin même diaphragme d'acide urique dans la partie supérieure du verre et cela, quelle que soit l'heure de la journée où on les examine.

Sur notre demande, M. Lesieur, interne du service de M. le professeur Teissier, a bien voulu faire l'examen microscopique de deux échantillons d'urine (matin et soir) de M. V. R.

Cet examen après centrifugation a été absolument négatif : aucun cylindre, aucun élément figuré, cristaux d'acide urique en assez grande abondance.

Les faits précités nous permettent quelques déductions importantes en clinique : ils nous confirment l'existence possible et réelle d'une albuminurie qui survit à l'état fixe ou permanent. Albuminurie dont rien, ni le régime, ni la fatigue, ni la station debout, ne font varier la proportion : seuls, les états aigus intercurrents, peuvent en augmenter passagèrement le taux.

Il est bien entendu que par « taux fixe » nous ne comprenons pas seulement cette permanence absolue à un chiffre donné, comme dans l'observation de MM. Cuffer et Gastou, ce qui est une rareté. Mais encore les variations de minime importance, que nous savons être la règle en clinique.

Le professeur Bard pense que cette fixité de taux s'observe surtout dans les cas où le chiffre est élevé et atteint plusieurs grammes, tandis que les variations sont plus grandes dans les cas où l'albuminurie reste au-dessous de 1 gramme ou dépasse légèrement ce chiffre. Traduisons la pensée du maître et disons que les variations sont plus sensibles pour les quantités minimes que pour les grosses. Pour notre part, nous n'avons jamais observé une pareille fixité.

Cette tolérance vis-à-vis de variations de quelques centigrammes dans l'albuminurie journalière ne nous empêchera pas d'être sévère pour les oscillations de plus grande amplitude. Il est de toute nécessité de différencier ces deux variétés d'albuminurie, voisines au premier abord : l'albuminurie résiduale fixe ou à très petites oscillations dont nous venons de parler, et l'albuminurie à grandes oscillations, toutes deux permanentes, mais au fond essentiellement différentes. La première forme correspond à une lésion en voie de guérison ou même guérie ; la seconde traduit l'existence d'un processus infectieux encore en activité, qui réagit par des poussées albumineuses à chaque incitation.

On conçoit l'importance de pareille distinction, surtout en ce qui touche le pronostic. Pour notre part, nous n'hésiterons pas, étant donné la nature et les allures de cette albuminurie, à la séparer du cadre des albuminuries résiduales véritables.

C. **Persistance à l'état intermittent.**

Tout de suite, une distinction s'impose. L'albuminurie résiduale intermittente peut, en effet, se présenter sous une double forme, soit sous une forme à intermittences régulières, type cyclique, soit sous des allures périodiques et irrégulières,

Nous empruntons le terme de « cyclique » à la thèse de Merley (Lyon, 1887-1888), inspirée par le professeur Teissier, non pas que l'albuminurie dont nous nous occupons s'accompagne d'un cycle urologique analogue à celui de la maladie de Pavy, mais pour rappeler son évolution un peu spéciale aux différentes heures de la journée; absente à certaines heures, nous la voyons apparaître à d'autres, suivre une marche ascendante, puis s'atténuer ou disparaître. Rien n'est plus intéressant que de consulter à cet égard les observations suivantes.

Observation XI (résumée). — (Lecorché et Talamon, *Médecine moderne*, 1892.)

Il s'agit d'une jeune fille de dix-huit ans, de complexion délicate, mais bien portante habituellement et n'ayant fait aucune maladie sérieuse, réglée régulièrement depuis l'âge de douze ans.

En mars 1891, elle est atteinte d'une grippe assez intense, mais sans complications apparentes. La convalescence est traînante, la malade se remet difficilement et reste pâle et alanguie.

En présence de cette faiblesse persistante, que rien n'explique du côté du cœur ou des poumons, on examine au mois de juillet les urines qui sont trouvées fortement albumineuses : l'analyse donne 2 gr. 50 d'albumine par litre avec quantité d'urine normale, 1200 à 1500 centimètres cubes par vingt-quatre heures.

La malade est mise au régime lacté exclusif, qu'elle continue jusqu'au mois d'octobre. L'albumine diminue peu à peu et, à la fin de septembre, elle n'existe plus qu'à l'état de traces; mais au commencement d'octobre survient une angine herpétique fébrile qui fait remonter à 1 gramme pour 1000, le chiffre de l'albumine pendant quelques jours. Puis l'albumine baisse de nouveau et devient intermittente.

A dater d'octobre, on substitue au régime lacté un régime

mixte : ce qui n'influe nullement sur la santé générale de la jeune fille, ni sur le taux de l'albumine. Une poussée fébrile en février 1892 seule les modifie passagèrement.

D'octobre à mai 1892, la mère a fait régulièrement et presque tous les jours, quatre fois par jour, l'analyse de l'urine par la chaleur et le réactif de Tanret. L'urine était recueillie toujours aux mêmes heures, le matin au réveil, à midi, après le déjeuner, à quatre ou cinq heures du soir, enfin le soir avant le coucher.

En somme, il a été fait 668 analyses d'urine, sur lesquelles 433 fois, on n'a pas trouvé d'albumine, 150 fois des traces et 85 fois des quantités notables.

Sur ce chiffre :

Octobre-novembre . .	72	analyses	57	négatives.
Décembre	188	—	90	—
Janvier	112	—	75	—
Février.	108	—	70	—
Mars.	116	—	74	—
Avril.	104	—	43	—
Mai	48	—	24	—

Quant à la répartition aux divers moments de la journée :

	Albuminurie notable	Traces —	Rien —
Réveil.	3	20	144
Après déjeuner.	46	53	68
Après-midi	16	31	120
Le soir.	20	46	101

Soit rapporté à 100 :

Réveil, 14 pour 100 ; après-midi, 29 pour 100 ; soir, 40 pour 100 ; après déjeuner, 60 pour 100.

Ce qui ressort en premier lieu de ce tableau, c'est l'allure cyclique de cette albuminurie, sans que ce cycle ait la régularité mathématique que voulait lui donner Pavy.

En second lieu, l'intermittence obéit cependant à certaines règles : c'est ainsi que l'albuminurie fait défaut dans l'urine, beaucoup plus souvent à certaines heures qu'à d'autres : 86 pour 100 dans l'urine du réveil, 71 pour 100 dans l'urine de l'après-midi, 60 pour 100 dans l'urine du soir et 40 pour 100 seulement dans l'urine de midi après le déjeuner. Ce qui revient à dire que l'albuminurie manque souvent dans l'urine du jeûne et s'observe de préférence après les repas.

Quant à l'influence de la maladie fébrile intercurrente, l'intermittence a été beaucoup moins prononcée. Sur 64 examens d'urines, 40 ont donné un résultat positif, soit 62 pour 100 d'urines albumineuses au lieu de 32 pour 100. L'albuminurie tend à devenir continue sous l'influence d'une infection intercurrente.

La malade qui fait l'objet de cette observation, après avoir été suivie quelque temps, n'a plus été revue (communication personnelle de M. Talamon : décembre 1900), ce qui tiendrait à prouver qu'il n'y a pas eu de rechûte du côté de l'état général.

Observation XII (résumée). — Merley, thèse de Lyon, 1887.

Mlle de C..., goutte dans les antécédents paternels. Père dyspeptique, mère extrêmement rhumatisante, avec névralgie tenace et localisation articulaire de l'arthritisme.

Mlle de C..., toujours bien portante, a eu une rougeole grave au commencement de 1886, avec complication dysentérique et dont elle a d'ailleurs parfaitement guéri.

Toutefois, une lassitude persistante et une anémie que rien n'explique attirent l'attention du professeur Teissier sur les urines de la malade.

On demande un double échantillon d'urines, du matin et du milieu du jour : les urines du matin sont absolument normales ; celles du jour contiennent environ 40 centigrammes d'albumine par litre.

Sous l'influence de l'arsenic, l'albuminurie diminue tout en conservant ses mêmes allures, mais ce n'est qu'au mois de mai 1887 qu'elle disparaît totalement.

Depuis lors, l'examen urologique est toujours resté négatif.

Ce cycle a été diversement interprété par les auteurs.

Pour Talamon, cette périodicité qui peut se rencontrer chez la plupart des brightiques n'a rien de spécial, c'est un fait connexe à la faible teneur de l'urine en albumine. La fatigue musculaire ou cérébrale, la station debout, la digestion auraient une grande influence dans la production du cycle.

Pour Arnozan, le maximum d'élimination de l'albumine correspondrait au moment où la toxicité urinaire est maxima et inversement : cette opinion a son fondement dans les recherches de Bouchard : « A la fin de la période de veille, à l'instant précis où l'homme s'endort, la toxicité urinaire est au minimum ; à partir de ce moment, elle augmente incessamment et régulièrement pendant seize heures environ, d'abord pendant le sommeil, puis pendant la première moitié de la période de veille. Au moment du réveil, la toxicité est cinq fois plus considérable qu'au début du sommeil, huit heures après le réveil, elle est neuf fois plus grande, elle est alors au maximum. A partir de ce moment, la décroissance commence, elle se fait deux fois plus vite que la croissance, et huit heures après elle est revenue au minimum, au début d'une nouvelle période de sommeil. » Donc, le rein exsude d'autant plus d'albumine que l'urine qu'il excrète est plus toxique.

A côté de l'albuminurie intermittente régulière à type cyclique, nous trouvons une variété connexe, mais à un degré moins accusée : l'albuminurie à type orthostatique, influencée par la position debout. Ici encore, comme dans la forme orthostatique pure (Vire, thèse, Lyon, 1900), le passage de la station horizontale à la verticalité constitue un facteur important, mais ce n'est pas le seul : il n'agit que médiatement, en stimulant l'élément fluxionnaire rénal (Teissier). Ses effets seront de deux sortes : ou il augmente simplement le taux d'une albuminurie résiduale préexistante ou il provoque de toutes pièces le rappel d'une albuminurie latente. Les points de contact de cette forme mixte avec l'albuminurie orthosténique pure sont si nombreux que le diagnostic en devient souvent très délicat. Aussi à l'origine la confusion était-elle fréquente. C'est ainsi que dans la thèse de Bertrand (Paris, 1889-1890) nous trouvons au nombre des cas d'albuminurie à type intermittent orthostatique, chez des gens bien portants, des observations assurément afférentes au type résidual. Le malade de l'observation II présentait une fièvre typhoïde dans ses antécédents. Dans l'observation III, l'albuminurie remontait aux accidents secondaires d'une syphilis.

Ces faits sont mieux connus aujourd'hui, à en juger par la relation suivante.

Observation XIII (résumée). — (MM. Achard et Loeper, *Société médicale des hôpitaux*, juin 1900.)

Nous avons observé une petite fille de douze ans, chez laquelle l'urine renferme de l'albumine en quantité très faible, le plus souvent 50 centigrammes par litre. Cette albumine apparaît sous l'influence de la station debout; elle disparaît par le décubitus horizontal et le repos. Le régime alimentaire est sans influence.

Les urines abondantes (1 lit. 1/2 à 2 litres) et de densité élevée (1.016 degrés) ne renferment pas de cylindres : elles présentent des flocons d'apparence muqueuse ; l'acide oxalique s'y trouve en forte proportion (25 centigr.). L'urée est normale : 21 grammes. La sérine prédomine sur la globuline.

On ne relève pas dans les antécédents de la petite malade les stigmates névropathiques, ni la tendance aux troubles vasomoteurs des extrémités qui ont servi à édifier une théorie nerveuse de l'albuminurie orthostatique. Les renseignements recueillis permettent de faire remonter les accidents à une néphrite infectieuse, car l'enfant, à l'âge de six ans, a été atteinte d'une maladie fébrile accompagnée de convulsions et d'albumine.

L'étude cryoscopique montre que la concentration moléculaire du sérum (— 0°56 est normale ainsi que celle de l'urine, — 1°40).

L'épreuve du bleu de méthylène a montré l'élimination d'un taux sensiblement normal de matière colorante (21 milligr. en vingt-quatre heures, après une injection de 50 milligr.), mais une prolongation un peu excessive de cette élimination (cinq à sept jours).

Enfin l'épreuve de la phloridzine a donné une glycosurie régulière.

Ajoutons que ces épreuves ont fourni des résultats à peine différents pendant une période d'albumine et pendant une période dont elle faisait défaut.

MM. Achard et Loeper croient pouvoir rapporter la présence de cette albumine à une lésion rénale à l'état d'ébauche (lésion rénale circonscrite ou sclérose cicatricielle).

M. Merklen, au contraire, qui a observé un cas analogue d'albuminurie orthostatique post-rubéolique chez un adolescent de quatorze ans, refuse de s'associer à l'hypothèse d'une néphrite même partielle.

En somme, quelle que soit l'interprétation donnée à ces faits, ce qui en ressort au premier abord c'est la bénignité au moins apparente des symptômes.

Il serait intéressant, en présence des faits précités de rechercher quelle cause préside à l'irrégularité de l'apparition de l'albumine dans les urines.

Les opinions émises par Talamon et Arnozan, au sujet de l'albuminurie cyclique, peuvent trouver ici encore leur application : nous verrons ultérieurement, au chapitre Pathogénie, quelle place prépondérante M. le professeur Teissier assigne à l'hérédité.

Notre conception, au moins dans le cas particulier, se rapproche beaucoup de celle d'Arnozan, chaque poussée albumineuse correspondant pour nous à une poussée analogue d'un processus infectieux ou toxique, développé sous l'influence d'une cause physiologique ou morbide. Nous croyons trouver confirmation de cette manière de penser dans les observations que nous avons sous les yeux : nous y voyons en effet notée, à chaque ligne, l'influence du traumatisme, du froid, de la fatigue ou des excès, d'une infection quelconque, endogène ou exogène.

En somme, l'albuminurie intermittente irrégulière est l'indice d'une lésion rénale tellement superficielle qu'elle reste torpide et indécelable, en temps ordinaire : mais la moindre irritation suffit à en provoquer le réveil. Par là et par nombre de ses caractères elle se rapproche de la forme suivante, dite :

D. **Albuminurie de rappel.**

Les albuminuries résiduales vraies, disait M. le professeur Teissier, dans son cours magistral de 1899-1900, guérissent le plus souvent et d'une manière définitive; toutefois nous savons qu'elles peuvent, en certains cas, être réveillées au bout d'un nombre d'années souvent considérable. Nous assistons alors à l'apparition d'une albuminurie par rappel d'une lésion antérieurement éteinte.

La dénomination d'albuminurie, par rappel de lésion rénale ou plus simplement d'albuminurie de rappel, implique donc un certain nombre de conditions :

1° Existence antérieure d'une albuminurie à type résidual, qui a évolué vers la guérison ;

2° Cause irritative intercurrente;

3° Apparition nouvelle de l'albuminurie.

Chacun des termes de la proposition demande à être défini. Le premier ne nous arrêtera pas longtemps : tout se borne le plus souvent en effet à une simple constatation médicale et à une question de diagnostic de la nature de l'albuminurie constatée. Il serait intéressant de se demander si, suivant telle ou telle forme d'albuminurie constatée, le rappel est observé plus ou moins fréquemment. Nos observations ne nous permettent pas de réponse catégorique à cet égard, toutefois, il est à prévoir que plus la lésion rénale originelle aura été grave, plus « l'épine irritative » qui lui survit au milieu de l'organe adultéré, s'impressionne facilement au moindre contact irritant.

Quant à la nature de ce contact, elle est essentiellement variable. Tantôt, et le plus souvent, c'est une infection nouvelle qui se surajoute à l'ancienne : à ce point de vue, le rôle de la grippe et de la scarlatine et de la fièvre typhoïde est fréquemment notée en tant que causes de rappel. Les thèses de Eid (1893-1894, Paris) et de Ruelle (Paris, 1895-1895) contiennent des faits significatifs.

Observation XV. — (Communiquée par M. le professeur Teissier.)

Mme M. de M..., scarlatine en 1893, sans néphrite aiguë apparente. L'attention est attirée sur les urines par un état de faiblesse et de pâleur persistante, quelques semaines après la guérison. On constate des traces d'albumine : celle-ci persiste longtemps à l'état minimum, mais avec de très légères variations.

Angine diphtéritique, quatre ans après, accentuation du taux de l'albumine. Guérison complète au bout de quelques mois (le fait a été positivement constaté par des analyses faites à maintes reprises) et retour à la santé parfaite.

Grossesse en 1899, très heureuse dans son évolution, mais suites de couches difficiles. Au huitième jour, accidents abdominaux et élévation de la température. Fièvre typhoïde sévère ; anurie, albuminurie massive, angine streptococcique, accidents nerveux graves, tachycardie, délire. Balnéation tiède. Injections de caféine. Régime lacté.

Guérison complète. Disparition absolue de l'albuminurie.

D'autres fois, le trouble morbide n'a pas une action élective aussi directe sur le rein : c'est une blennorragie.

Observation XVI. — (Communiquée par M. le professeur Teissier.)

M. D..., vingt-six ans, a la scarlatine en juillet 1890.

Néphrite latente décelée trois semaines après, à l'occasion d'un œdème de la gorge.

L'albumine persiste à l'état permanent deux mois, puis à l'état intermittent deux ans. Pendant quatre ans ensuite, plus rien.

En 1897, blennorragie légère ; rappel de l'albuminurie pendant quelques mois.

Depuis lors, le malade s'est marié, bonne santé générale. L'albumine n'a plus reparu.

Une crise de coliques hépatiques.

Observation XVII. — (Recueillie dans le service de M. le professeur Teissier.)

Mme M..., quarante-trois ans, couturière. Entrée le 13 mars 1900.

Antécédents héréditaires. — Mère morte de cirrhose (?) à soixante-cinq ans. Nombreuses coliques hépatiques, ascite.

Père décédé à la suite d'une maladie fébrile aiguë à quarante-deux ans.

Antécédents. — A sept ans brûlure étendue de la jambe gauche. Néphrite aiguë consécutive avec œdème unilatéral de tout le côté gauche du corps.

Albuminurie intermittente ensuite, par périodes assez espacées. Disparition de l'albumine au bout de douze ans.

Réveil des accidents, trente ans après la néphrite primitive, à la suite d'une cholécystotomie avec fistule biliaire permanente.

Depuis lors, c'est-à-dire depuis six ans, poussées fréquentes de coliques hépatiques, qui nécessitent chaque fois son entrée à l'hôpital pour quelques jours. A chaque crise, l'examen révèle la présence de l'albumine (30 centigr. à 1 gr. par litre) dans les urines *et en même temps la réouverture de la fistule;* cette albuminurie disparaît ensuite pour se réveiller sous l'influence de la fatigue ou à l'approche d'une nouvelle crise.

Etat actuel de la malade — Œdème des deux membres inférieurs, présence d'un disque net d'albumine dans l'urine. Repos, régime lacté.

Examen de l'appareil circulatoire négatif, cœur normal, pas de galop. Pression artérielle normale.

8 avril. — Les symptômes constatés à l'entrée ont presque entièrement disparu.

L'examen des urines donne :

Densité : 1,011.
Réaction : légèrement acide.
Urée : 7 grammes par litre.
Albumine ; néant.
Glucose : néant.
Coefficient d'oxydation . 0,75.
Glycosurie alimentaire : négative.

Perméabilité rénale, normale; le bleu de méthylène apparaît avant la fin de la première heure, mais son élimination est un peu prolongée, deux ou trois jours.

5 juin. — La malade sort parfaitement rétablie.

15 novembre. — La malade rentre à l'hôpital avec une nouvelle poussée de cholécystite, mais il n'y a pas de réouverture de la fistule et le canal cholédoque paraît avoir conservé sa perméabilité. Plusieurs examens pratiqués pendant ce dernier séjour ont permis de constater l'absence absolue d'albuminurie, absence qui semble devoir s'expliquer par le défaut des résorptions intestinales, résultant antérieurement de la dérivation du flux biliaire.

En un mot, nous pourrons observer toute la gamme des accidents pathologiques les plus divers, dont le retentissement sur la sécrétion rénale ne peut s'expliquer que par la fragilité de la guérison.

Dans une dernière catégorie de faits, un simple phénomène d'ordre physiologique suffit à provoquer le réveil d'une albuminurie éteinte : c'est le cas de la grossesse et de la menstruation. L'albuminurie cyclique cataméniale post-infectieuse n'est donc purement et simplement qu'une variété d'albuminurie de rappel : il en sera question au chapitre du diagnostic. Quant à l'influence de la gestation sur la reviviscence de l'albuminurie, elle est bien connue de tous les accoucheurs qui ont décrit la forme dite à répétition, de l'albuminurie gravidique.

Sous quel aspect se présente l'albuminurie de rappel et surtout quelle sera son évolution, c'est là le point le plus intéressant. Tous les types sont indifféremment représentés : albuminurie permanente, albuminurie intermittente cyclique ou non, mais le plus souvent elle est transitoire, à moins que l'infection intercurrente ne lui imprime de toutes pièces une évolution particulière : c'est alors le changement de signe de l'albuminurie dont nous avons parlé au commencement de ce chapitre. Nous pouvons ainsi assister à l'évolution brightique d'une albuminurie qui fut antérieurement bénigne ou voir se développer sous nos yeux tous les symptômes d'une intoxication aiguë urémique. Ces cas sont les plus rares sans doute, mais il semble que la possibilité de ces accidents grandisse avec le nombre de rappels : ce fait est confirmé par les observations de tous les accoucheurs. Une première poussée de néphrite survient au cours d'une grossesse, sans dommage pour la mère et l'enfant ; six, huit mois, un an et plus, après les couches, tout a disparu ; mais vienne une seconde gestation, des menaces d'urémie éclatent, l'accouchement prématuré a lieu à huit mois. Pour une grossesse ultérieure, il y aura urémie et avortement et ainsi de suite, l'expulsion du fœtus se faisant plus précoce et au milieu d'accidents plus graves.

Nous avons choisi comme exemple l'albuminurie réveillée par l'état gravidique, voulant démontrer par un fait ce qui s'applique à tous. Dans cette démonstration nous n'impliquons aucune idée de pronostic, réservant entièrement la discussion de ce point spécial en temps opportun.

Les règles de pronostic seront les mêmes pour l'albuminurie de rappel que pour l'albuminurie résiduale primitive : même diagnostic s'imposera et les caractères, si type résidual il y a, seront identiques.

Une grande partie des observations que nous venons de faire au sujet de l'albuminurie de rappel, proprement dite, trouve également son application dans les cas suivants. Au cours d'une albuminurie résiduale en évolution, quelle que soit sa forme, survient une infection. Que devient l'albuminurie en pareil cas ?

Si nous consultons les faits, nous voyons que :

1° L'albuminurie peut être diminuée et même disparaître. Ces faits sont rares, mais ils existent et sont consignés dans les observations suivantes :

Observation XVIII (résumée). – (Rayer, *Traité des maladies des reins*)

Fr..., vingt-cinq ans. Pas de maladie antérieure. Habite Paris depuis deux ans, devient enceinte. Grossesse et accouchement normaux. Quarante jours après, scarlatine avec œdèmes et albuminurie.

Les œdèmes disparaissent environ un mois après, mais l'albuminurie persiste et quand la malade quitte l'hôpital, les urines sont encore albumineuses.

Quinze jours après son départ, Fr... revient à la consultation ; sa santé est excellente, mais les réactifs décèlent encore de l'albumine (25 septembre).

Dans les premiers jours de novembre, la malade est atteinte de varicelle ; l'albumine persiste, mais en moins grande quantité. La varicelle une fois guérie, l'abumine réapparaît aussi abondante qu'auparavant et quand la malade quitte de nouveau l'hôpital, le taux d'albumine n'est pas modifié.

Une observation de Colrat (*Lyon médical*, 1894) montre également la diminution de l'albuminurie au cours d'une fièvre typhoïde.

En somme, 2 ou 3 observations éparses dans la science, voilà tout ce qui a servi, il y a quelque temps encore, à établir l'existence de ce fait vraiment curieux de l'atténuation de l'albuminurie résiduale par une infection intercurrente. Aujourd'hui ces cas tendent à devenir moins rares ; M. le professeur Teissier a pu en observer plusieurs (v. Obs. XXXII) ; il a même noté en certaines circonstances, la disparition complète de l'albuminurie.

Pour lui, les albuminuries qui disparaissent ainsi sous l'influence d'une infection intercurrente sont en général des albuminuries intermittentes, développées tardivement après la néphrite primitive et qui, dans certains cas, peuvent être considérées comme se rapprochant des albuminuries dyscrasiques ou de croissance. Elles ont le plus souvent, lorsque le dosage de l'azote a été fait, un coefficient d'oxydation variant de 0,70 à 0,80. La fièvre, en augmentant les combustions, oxyderait plus complètement les matières albuminoïdes.

L'influence du séjour au lit durant le cours de l'infection semble aussi pouvoir être invoquée à bon droit.

2° L'albuminurie n'est pas modifiée. Les deux affections évoluent d'une manière indépendante, chacune en leur sens propre.

Observation XIX. — (Communiquée par M. le professeur Teissier.)

Mlle J. R..., quinze ans. Aucun antécédent héréditaire à relever qui puisse avoir influencé sur sa santé.

Infection aiguë de nature indéterminée (scarlatine probablement, mais passée inaperçue pour les parents).

Un état de lassitude avec pâleur et faiblesse générale est le premier symptôme attirant l'attention.

L'analyse des urines faite alors donne la clef de ces malaises : elle révèle de l'albumine, à l'état de traces très pondérables, mais limitées à la période diurne.

La globuline et la sérine existent à peu près en quantité égale ; des peptones évalués à 1 gr. 085 par litre (analyse du professeur Crolas).

L'urée et les sels, aussi bien dans l'urine du matin que dans l'urine du soir, sont à un taux relativement bas ; le coefficient d'oxydation est de 0,77 pour les urines du jour et 0,80 pour celles de la nuit.

Depuis lors, après avoir passé par des périodes où l'albuminurie était à peu près constante, mais très irrégulière dans ses oscillations, grâce à un traitement sévère et des soins particulièrement attentifs, l'enfant a vu petit à petit les périodes d'albuminurie s'espacer.

D'abord intermittente à maximum diurne, l'albumine a fini par disparaître pendant des semaines entières et, aujourd'hui, l'enfant jouit de l'aspect extérieur de la santé et de la plénitude de ses forces.

L'élimination rénale semble meilleure ; les phosphates et l'urée sont notablement augmentés ; l'acide urique est à son taux physiologique et le coefficient d'oxydation oscille toujours aux environs de 0,80.

Toutefois, au retour des époques, il y a une déperdition beaucoup plus abondante d'albumine, sérine et globuline, mais la sérine présentant à peu près le double de la globuline. Fait essentiel à constater, l'enfant a contracté, il y a quelques années, la rougeole, *sans que le chiffre de l'albumine alors existant ait été en rien modifié*. L'évolution de la maladie intercurrente a été absolument régulière.

3° L'albuminurie est augmentée, mais d'une façon passagère seulement et sans perdre ses caractères de bénignité résiduale. Après la disparition des phénomènes infectieux intercurrents, elle revient à son taux et à ses allures primitives. C'est de tous les cas, le plus fréquemment rencontré.

Souvent même on peut voir, comme dans l'observation de Bard, rapportée au paragraphe suivant, ces exacerbations de l'albuminurie se répéter plusieurs fois, sous l'influence d'irritations passagères, avant qu'une infection plus aiguë ou plus grave ne les vienne modifier dans un sens définitif.

4° L'albuminurie est modifiée ; elle a perdu ses caractères du type résidual pour revêtir ceux du type brightique aigu ou chronique. Avec sa nature, sa composition et son sens clinique sont changés et son évolution se lie désormais à celle de la lésion causale.

L'observation suivante nous fait assister à cette transformation :

Observation XX (résumée). — (Bard, *Lyon médical*, 1894.)

Il s'agit d'un jeune homme actuellement âgé d'une vingtaine d'années et dont l'albuminurie remonte à une scarlatine contractée à l'âge de huit ans, en décembre 1881. La néphrite a débuté vers le trente-cinquième jour de la maladie, alors que les urines n'avaient pas présenté d'albumine pendant son cours ; il y eut à ce moment de l'anasarque assez modérée.

Pendant deux ans, la maladie eut à diverses reprises de petites rechutes, avec réapparition de l'œdème de la face, diminution de la quantité des urines et élévation du taux de l'albumine. Depuis 1883, à la suite d'un séjour de deux mois à Montreux, avec un régime lacté exclusif, l'affection ne présenta plus de rechute apparente et un état stationnaire s'établit. Les urines contenaient en général 25 à 30 centigrammes d'albumine par litre.

Cet état se prolongeait ainsi sans modification notable depuis six ans, lorsque je fus appelé à soigner le malade pour la première fois, à l'occasion d'une broncho-pneumonie qu'il contracta en février 1887. Celle-ci présenta une évolution normale sans amener de rechute de néphrite. Pendant sa durée, l'albumine s'éleva à 1 ou 2 grammes, pour reprendre après la guérison le taux antérieur. Un traitement institué pendant quelques mois n'entraîna aucun changement notable : le sujet jouissait d'ailleurs d'une santé satisfaisante et la croissance s'effectuait normalement.

En janvier 1890, attaque d'influenza avec bronchite assez légère et recrudescence temporaire de l'albuminurie, mais retour ultérieur à l'état stationnaire habituel.

A la fin de novembre de la même année, le malade contracta une fièvre typhoïde, qui s'annonçait d'emblée hyperthermique et grave. Malgré l'existence de l'albuminurie, la maladie fut traitée par les bains froids. Le cours de l'affection fut fertile en incidents : le 9 janvier, en pleine défervescence, une rechute intense se déclarait, obligeant de reprendre les bains ; le 27 du même mois, une phlébite apparaissait au membre inférieur droit, et le 6 février gagnait le côté opposé. Enfin, la résolution eut lieu dans les derniers jours du mois.

Au début de la maladie, l'albuminurie avait atteint 1 gramme par litre ; elle s'était abaissée à 40 et même 25 centigrammes pendant le traitement par les bains froids, avec une quantité totale d'urine de 2 à 2 lit. 50. Vers la fin de janvier et pendant le cours de la phlébite, l'albumine atteignait 1,50 à 2 grammes ; néanmoins aucun phénomène brightique ne s'était montré et je commençais à croire que le malade était enfin hors d'affaire lorsque, vers le commencement de mars, avant que la résolution de l'œdème de la phlébite fût complètement achevée, nous vîmes l'œdème reparaître, sans que la température subît d'élévation nouvelle. Cet œdème augmenta rapidement, devint de l'anasarque généralisée, s'accompagna d'épanchement dans les séreuses péritonéales et pleurales. En même temps, le taux de l'albumine atteignait plusieurs grammes; les urines devinrent rares, un peu sanglantes et il fut évident qu'on se trouvait cette fois en présence d'une néphrite aiguë.

L'anasarque, l'élévation du taux de l'albumine persistèrent pendant trois mois environ : le rétablissement fut très long, et ce n'est guère que vers le mois d'août que le malade pût être considéré comme franchement convalescent.

L'obligeance de M. Bard nous permet de compléter ainsi l'histoire de ce malade.

A partir de ce moment, la santé ne s'est plus rétablie. L'albuminurie a augmenté, la néphrite a passé à l'état chronique et, après une marche progressive, a entraîné la mort en 1897.

Et cette observation n'est pas la seule : les faits sont nombreux pour démontrer la mutation possible d'une albuminurie résiduale en albuminurie brightique vraie.

Ruelle, dans sa thèse (Paris, 1895), rapporte des cas analogues d'albuminurie post-scarlatineuse que l'influenza transforme en mal de Bright.

D'autres fois, nous voyons l'albuminurie résiduale faire place à une néphrite aiguë, qui suit alors son évolution propre vers la guérison ou l'urémie.

E. **Disparition définitive de l'albuminurie.**

C'est la guérison. Pour avoir été signalés assez rarement, en somme, ces faits sont plus nombreux qu'on ne le pense. Une statistique différentielle entre les diverses formes d'albuminurie résiduale serait très instructive à cet égard, malheureusement la période d'observation de ces albuminuries est encore de date trop récente pour qu'on puisse avoir des données positives. La guérison, par disparition du symptôme, est d'ailleurs chose fort contingente et variable, comme nous le verrons plus tard, avec la nature de l'infection causale. Cette guérison s'observe généralement dans les quatre ou cinq premières années, à dater de la néphrite originelle. Passé ce terme, il semble qu'on ne soit guère plus en droit de l'espérer (Teissier). Quoi qu'il en soit, l'albuminurie résiduale peut disparaître, et ceci de deux façons :

1° D'une manière pure et simple. Et dans ces cas, il est à supposer qu'à la guérison clinique doit correspondre une guérison anatomique analogue, une *restitutio ad integrum* complète ;

Observation XXI. — (Communiquée par M. le professeur Teissier.)

Mlle Ch. R... Albuminurie résiduale post-scarlatineuse, en 1887 ou 1888. Il existe encore, au mois d'avril 1891, de l'albuminurie à type diurne.

Guérison complète depuis.

Mariage en 1895. Mère de famille, sans aucun accident. Santé parfaite.

2° En préparant le terrain pour des accidents ultérieurs : névroses ou dyscrasies.

Nous devons à M. Teissier la connaissance de ce nouvel ordre de faits cliniques. Avec Crespin, il a montré qu'une double condition présidait à l'éclosion des névroses post-infectieuses : d'une part, un certain degré d'imperméabilité rénale, manifesté par la diminution du coefficient uro-toxique ; d'autre part, une hérédité nerveuse chargée. C'est ce qui ressort des deux observations suivantes, qu'il a bien voulu nous communiquer.

Observation XXII (résumée). — (Communiquée par M. le professeur Teissier.)

Mlle D., dix-neuf ans.

Antécédents héréditaires chargés : grand-père paternel mort d'une maladie de cœur.

Grand-père maternel mort d'une maladie de foie.

Grand'mère maternelle hystérique.

Père catarrheux, rhumatisant, a eu une sciatique et plusieurs crises de coliques hépatiques.

Mère très nerveuse. Un frère de constitution faible, un frère plus jeune, très nerveux.

Antécédents personnels. — Pendant la première enfance, rougeole, bronchite, rhumatismes et céphalalgies très violentes. Caractère turbulent et emporté.

A neuf ans, scarlatine grave, convulsions, néphrite aiguë avec grands œdèmes. Albuminurie résiduale qui disparaît au bout de deux ou trois ans.

A ce moment, c'est-à-dire à douze ans, apparition d'accidents nerveux très nets : manifestations spasmodiques mixtes, soit dans le type comitial franc, soit dans le type convulsif sans perte de conscience. Dans l'intervalle des crises, migraines violentes et vertiges. Ces accès s'atténuent peu à peu.

A seize ans, albuminurie réveillée par l'administration intempestive de bains froids. Durée, deux mois environ, au dire de la malade. Cette poussée est suivie de l'aggravation des accidents nerveux.

A l'entrée à l'hôpital (juin 1895), la malade se présente dans un état de prostration complet entrecoupé par des crises de larmes, vertiges fréquents.

Pas de troubles moteurs. Sensibilité cutanée conservée.

Abolition des réflexes cornéens et pharyngiens. Réflexes rotuliens brusques. Pas de zones spasmogènes.

Cœur normal, pouls régulier.

Les urines sont claires, mais ne contiennent pas trace d'albumine. Coefficient uro-toxique = 255.

Le 15 juillet, la malade, notablement améliorée, quitte l'hôpital malgré les avis du Dr Teissier. Depuis lors, les stigmates nerveux persistent, mais l'albuminurie n'a plus reparu.

Observation XXIII. — (Communiquée par M. le professeur Teissier.)

Mme B..., vue en 1886, pour des antécédents névropathiques extraordinaires paraissant se relier à une scarlatine antécédente. A la suite de cette scarlatine, l'albuminurie a persisté dix huit mois, d'abord permanente à un taux fixe, puis résiduale diurne.

Depuis lors, plusieurs examens d'urine n'ont jamais révélé la présence de l'albumine d'une façon précise.

Ultérieurement ont éclaté des symptômes de grande névrose : agoraphobie, angoisse, troubles dyspnéiques. Mais aucune manifestation organique. Rien au cœur. Tension artérielle plutôt faible.

Comme le montrent les observations ci-dessus, des troubles nerveux de la plus haute intensité, manifestations hystériformes de tout genre et même crises d'épilepsie, sont susceptibles d'être actionnés par une lésion rénale. Plus inaperçus sont les mille et un petits accidents de nature nerveuse qui font souvent cortège à l'albuminurie ou lui succèdent : hyperesthésies, secousses musculaires, dyspnée, etc. ; nul ne songe à les rapporter au symptôme constaté, jusqu'au moment où leur disparition par le régime lacté vient apprendre au praticien leur nature en même temps que leur curabilité.

Mais, nous l'avons vu, ces névroses ne sont pas les

seules séquelles de l'albuminurie résiduale. Parfois, comme le fait remarquer M. Teissier, l'infection, en créant dans le filtre rénal un certain degré d'imperméabilité, s'oppose à l'élimination des déchets organiques et favorise l'éclosion précoce d'une diathèse latente, qui aurait attendu sans doute de longues années pour faire son apparition. C'est ainsi qu'il a vu la goutte éclater avant l'âge de vingt ans, chez des sujets qui avaient eu dans leur jeunesse une néphrite scarlatineuse suivie pendant trois ou quatre ans d'albuminurie résiduale.

Observation XXIV. — (Communiquée par M. le professeur Teissier).

M. X..., hérédité arthritique nette. Mère atteinte de névrose cérébro-cardiaque. Père rhumatisant. Un oncle maternel atteint de néphrite interstitielle. Deux sœurs affectées d'albuminurie intermittente cyclique. Un frère mort d'urémie à la suite d'une néphrite post-infectieuse, dont il n'avait pas voulu tenir compte : ce jeune homme continuait à se surmener et à se refroidir, alors même qu'il portait des signes avérés de dégénérescence rénale.

M. X... contracte la scarlatine à dix ans, néphrite infectieuse légère dans le décours de sa maladie.

Pas de grands accidents généraux, pas d'œdèmes marqués. Mais l'albumine persiste dans les urines d'une façon à peu près constante pendant quatre années.

Deux ans après, c'est-à-dire à seize ans, accès de goutte caractérisée et, quelques mois plus tard, une crise de coliques hépatiques.

Depuis, sous l'influence d'une hygiène très sévère et d'une vie extrêmement active, la santé s'est rétablie.

Là encore, imperméabilité rénale acquise, hérédité diathésique transmise, sont les deux facteurs essentiels.

CHAPITRE IV

PATHOGÉNIE DE L'ALBUMINURIE RÉSIDUALE

L'étude des observations précitées nous engage à mettre en lumière certains points plus particuliers de la pathogénie de l'albuminurie résiduale : nous le ferons sous le couvert de l'autorité de M. le professeur Teissier à qui une longue expérience confère une compétence toute spéciale en la matière.

Ce qui nous frappe au premier abord, en dépouillant le nombre des faits soumis à notre analyse, c'est la proportion relativement élevée de sujets aux antécédents héréditaires grevés d'une tare pathologique. Dans un cas, les ascendants sont des brightiques avérés et cela depuis plusieurs générations (nous en connaissons un exemple analogue, dans la famille de notre ami le Dr F...) ; dans d'autres cas, on note chez eux tous les signes de l'uricémie goutteuse. Le père de M. X... (obs. XXIV) est un rhumatisant. Celui de Mlle D... (obs. XXII), rhumatisant, a eu des coliques hépatiques, sa mère et l'un de ses frères sont névropathes.

Les observations suivantes achèveront de nous édifier à cet égard.

Observation XXV. — (Lecorché et Talamon, *Médecine moderne*, septembre 1892.)

Albuminurie minima héréditaire chez deux sœurs. Père mort du mal de Bright. Grand'mère paternelle et grand'mère maternelle albuminuriques.

Jeune fille de dix-sept ans, ayant eu la scarlatine en 1880. Un an après, au moment de la menstruation, on trouve des traces intermittentes d'albuminurie dans l'urine. A partir de 1888, chaque analyse révèle la présence de l'albumine, mais en petite quantité, souvent indosable.

2 juillet 1888	45 centigr.	par litre
1er décembre 1889.	25	—
18 mars 1890	35	—
25 mai 1890.	traces.	
9 novembre 1890.	20	—
17 janvier 1891	35	—
1er mai	traces.	
28 mai 1891, ...	traces.	

La quantité d'urine est normale : 900 à 1100 centimètres cubes.

Sa densité varie de 1,016 à 1,021. On trouve dans le dépôt des cellules épithéliales, mais jamais de cylindres. L'état général est d'ailleurs bon; sauf quelques maux de tête et des irrégularités menstruelles.

Pas de troubles dyspeptiques Pas d'hypertrophie cardiaque.

La découverte de l'albumine chez cette jeune fille engagea à faire examiner l'urine de sa sœur âgée de seize ans. En 1889, on trouva à trois reprises 25 centigrammes d'albumine par litre. D'autre fois, l'urine n'en contenait que des traces.

Depuis un an, cette albuminurie a disparu.

Le père de ces deux jeunes filles est mort avec tous les symptômes du mal de Bright. Sa mère était morte aussi albuminurique et son père est mort diabétique à soixante-quatorze ans.

Du côté maternel, la mère est bien portante et son urine ne contient pas d'albumine, mais la grand'mère était albuminurique.

Observation XXVI. — (Communiquée par M. le professeur Teissier).

Mlle de S..., antécédents héréditaires chargés.

La mère est issue de famille profondément rhumatisante, grand-père maternel cardiaque, grand'mère affectée de coliques hépatiques et d'asthme.

Une tante, qui fait le sujet de l'observation VII, de la thèse de Merley, a eu pendant longtemps de l'albuminurie cyclique résiduale post-rubéolique.

Mlle de S... présente elle-même une albuminurie résiduale post-varicelleuse. Albuminurie à type diurne, persistant six mois après l'infection, laquelle n'avait été accompagnée d'aucun signe de néphrite.

Il est donc indiscutable que, dans nombre de cas l'hérédité a une influence marquée sur l'apparition des accidents albuminuriques ultérieurs : hérédité directe si le syndrome brightique se retrouve chez les ascendants ; hérédité indirecte ou de substitution si nous assistons chez eux à des manifestations diathésiques différentes : tuberculose, arthritisme ou névrose.

Cette influence est double ; elle s'exerce à la fois sur la production et la forme de l'albuminurie.

1° *Influence de l'hérédité sur la production de l'albuminurie.* — L'hérédité brightique directe n'est pas contestable. Indépendamment des faits que nous avons cités, indépendamment des faits rapportés par Talamon et Arnozan (Congrès de Nancy, 1896), nous devons mentionner l'observation, remarquable à tous égards, relatée par Dickinson en 1889, à la Société pathologique de Londres. L'histoire de cette transmission héréditaire de l'albuminurie ne porte pas sur moins de quatre générations : sur les 30 membres de la famille, la présence de l'albuminurie est notée 14 fois.

D'ailleurs, le raisonnement est pleinement d'accord avec les faits. Les affections du cœur, celles du poumon, de l'encéphale et de l'estomac sont héréditaires et reconnues comme telles. Pourquoi celles du rein échapperaient-elles à cette loi? Est-il interdit de croire qu'on peut transmettre à ses enfants de mauvais reins comme on leur transmet d'autres mauvais organes, c'est-à-dire des reins dont l'épithélium est fragile, mal défendu contre les causes morbides? Le mécanisme de cette hérédité a pu, dans certains cas, être presque saisi sur le vif, Moussous, Cassaet et Chambrelent (1895), Audebert (1896) ont observé des cas de transmission intraplacentaire d'albuminurie chez des éclamptiques.

Si, donc, nous en tenant aux conclusions précédentes nous admettons l'existence d'un rein, en état de *minoris resistentiæ*, héréditairement transmis, il est facile de concevoir que, la moindre infection survenant, il ne saurait plus suffire à sa tâche ; d'où albuminurie.

Le rôle de l'hérédité indirecte dans l'évolution de l'albuminurie est moins bien connu. Et cela se comprend, étant donné la difficulté que nous avons, surtout en ce cas, à dégager l'influence héréditaire de la multiplicité des causes capables de léser le rein. Pourtant, certaines données générales sur le ralentissement de la nutrition et la toxicité des liquides organiques, au cours des dyscrasies (Bouchard), nous permettront de formuler quelques hypothèses. Comment agit la diathèse sur le rein? par traumatisme de l'épithélium rénal (Teissier) : au contact des produits toxiques de la famille uricémique (acide urique, urate de soude, dérivés uriques et xanthiques) cet épithélium, sans cesse irrité, est maintenu en état d'inflammation constante. Vienne la moindre cause, infectieuse ou autre, surajouter son action à celle de la diathèse, l'albumine filtrera.

C'est ce qui nous explique pourquoi dans l'observation de Lecorché *(Médecine moderne*, 1892) une simple bronchite devient l'origine d'une albuminurie minima intermittente chez un jeune homme à hérédité goutteuse.

2° *Influence de l'hérédité sur la forme de l'albuminurie.* — L'hérédité dyscrasique ou rénale se traduit vis-à-vis d'une albuminurie infectieuse par la prolongation de cette albuminurie : fait facile à interpréter. Sous l'influence d'une décharge bactérienne ou toxique, l'épithélium des tubuli s'enflamme, puis dégénère ; c'est la néphrite en évolution. Peu à peu, les phénomènes aigus s'atténuent ; les lésions tendent à la régression, à la cicatrisation progressive, mais l'action irritative de la diathèse est là, s'opposant à la restitution *ad integrum* totale. « Or, dit M. le professeur Teissier, il y a lieu d'admettre que la grande majorité des infections ne touchent le rein que partiellement, par îlots, de façon à justifier l'expression de néphrite parcellaire proposée par Cuffer et Barbillon, et dont Cornil et Brault ont prouvé la réalité anatomique, et qu'admettent aujourd'hui bon nombre de cliniciens : il est très vraisemblable qu'en pareille occurrence, les épithéliums frappés de dégénérescence sous le coup du traumatisme microbien ou des toxines éliminées et n'ayant pas subi la réparation intégrale, laissent toujours filtrer une certaine quantité d'albumine, bien que le processus morbide soit éteint. »

C'est ainsi que nous assistons par le raisonnement à l'origine de l'albuminurie résiduale. Cette conception est d'accord avec les faits.

L'albuminurie affecte-t-elle dans ces cas un type spécial régulier ou irrégulier, fixe ou intermittent ? Nous ne saurions donner une réponse définitive : toutes les formes peuvent s'observer. Néanmoins, dans les observations que nous avons consultées, le type intermittent régulier semble avoir été plus fréquemment noté.

Ces albuminuries, qui sont ainsi préparées de toutes pièces par l'hérédité et par les dispositions constitutionnelles spéciales du sujet, albuminuries pour lesquelles l'infection joue simplement le rôle de traumatisme occasionnel, sont-elles vraiment des albuminuries résiduales, au même titre que les albuminuries qui survivent nettement à une néphrite constatée dans l'enfance, sur un organisme indemne de toute tare atavique ? Nous ne faisons que soulever la question en laissant à de plus compétents que nous le soin d'y répondre.

CHAPITRE V

DIAGNOSTIC DE L'ALBUMINURIE RÉSIDUALE

On conçoit toute l'importance qui s'attache à un pareil diagnostic, le pronostic de l'albuminurie résiduale découlant uniquement en somme de la constatation de sa nature.

Les éléments de ce diagnostic nous sont fournis par l'étude des caractères mêmes de cette albuminurie. Ces caractères nous les avons décrits au chapitre de la symptomatologie. Nous n'y reviendrons pas. Qu'il nous suffise de rappeler que presque toujours ils sont négatifs en tant que signes morbides : état général normal ou voisin de la normale, composition urinaire peu modifiée, albuminurie réduite le plus souvent à une sérinurie pure ou dominante.

Le diagnostic de cet état pathologique ainsi présenté semble donc chose facile. Il n'en est rien. Dans nombre de cas, les symptômes cliniques sont loin d'être aussi nets ; d'autre part, des affections essentiellement différentes par leur nature peuvent, en certaines occasions, emprunter au cadre de l'albuminurie résiduale un ou plusieurs des caractères précités. Il importe donc de passer en revue les divers types d'albuminurie susceptibles d'être confondus avec le type résidual.

1° L'*albuminurie brightique*, surtout celle qui est liée à la néphrite interstitielle au début, peut revêtir toutes les formes d'évolution de l'albuminurie résiduale : forme continue (Talamon-Potain), forme intermittente cyclique (Bartels, deux observations), orthostatique (Engel et Pavy). Lecorché et Talamon, Hawkins rapportent des faits de longue durée, sans troubles apparents de la santé.

Dans ces cas douteux et embarrassants, on devra immédiatement se rapporter aux signes indicateurs les plus sensibles : l'examen du systéme circulatoire révélera une augmentation de pression artérielle (20 ou 21 au sphygmomanomètre), une ébauche de bruit de galop à la pointe. L'intoxication latente se traduira par une toxicité urinaire abaissée, une perméabilité rénale moindre, par une diminution du coefficient d'oxydation et des accidents fugaces du côté du fond de l'œil. Plus tard, l'apparition des grands signes : polyurie, cylindrurie, œdèmes, hypertrophie cardiaque, confirmeront ce que déjà l'examen précédent avait permis de soupçonner.

Dans quelques cas, enfin, relativement rares, et qui, nous l'espérons, le deviendront encore plus, l'absence de tout signe différentiel rend le diagnostic impossible.

2° *Albuminurie intermittente cyclique des adolescents* (Merley, th. de Lyon, 1887).— Elle offre bien des caractères communs avec l'albuminurie résiduale : pas d'altération notable de la santé, pas de troubles oculaires, pas de bruit de galop, pas d'hypertension artérielle. Mais on ne trouve pas dans les antécédents du malade l'infection originelle : l'hérédité nerveuse ou arthritique est ici la règle. L'âge du sujet ne dépasse guère vingt-cinq ans. C'est l'examen des urines et surtout du cycle urologique qui permettra de trancher le diagnostic : ces urines louches, à aspect graisseux, qui salissent le verre et se recouvrent d'une couche analogue à la kyestéine ; cette albumine non rétractile, lente à apparaître, à évolution si spéciale, qui s'accompagne à certaines heures de la soirée d'une abondante émission d'urates, de matières colorantes et d'azoturie, pour disparaître un peu plus tard : tout cela est caractéristique de l'albuminurie cyclique des adolescents.

Néanmoins, il est des cas mixtes où ces caractères sont moins accusés : la ligne de démarcation est délicate à suivre.

Dans les cas rapportés par Merley, nous trouvons noté au chapitre des antécédents : une fois la rougeole, deux fois la fièvre typhoïde ou la scarlatine, une fois le rhumatisme. Quelle part attribuer à ces infections dans le développement des accidents ultérieurs ? Il est probable que, dans ces cas, elles ont agi comme causes favorisantes, simplement. Nous ne pousserons pas plus loin l'hypothèse.

D'autre part, nous savons qu'il existe des albuminuries résiduales à type cyclique ; le fait est prouvé par nos observations.

Mais à bien analyser ces cas, on s'aperçoit vite que le cycle albuminurique n'est pas aussi régulier que précédemment : la formule urinaire est considérablement modifiée, les urates manquent ou sont en quantité minime, sans caractères spéciaux.

En somme, le diagnostic différentiel entre ces deux variétés d'albuminurie, difficile au cas de formes mixtes, peut et doit être fait.

3° *Albuminurie orthostatique vraie.* — Elle fait le sujet d'une intéressante thèse de Vire (Lyon, 1900). Son histoire et ses caractères cliniques se résument en le fait suivant ; le passage de la station horizontale à la verticalité est la seule cause suffisante et nécessaire de sa production.

Indépendante du régime lacté, de l'alimentation et de l'exercice simple ou avec surcharge dans la position horizontale, elle se rencontre le plus souvent chez des adolescents à hérédité nerveuse chargée, ou prédisposés par une scarlatine antérieure sans néphrite infectieuse concomitante.

Son évolution ne s'accompagne pas de modifications de l'état général autres qu'un peu de faiblesse nerveuse.

Les urines, louches, denses, ne contiennent guère que de la sérine presque pure, parfois accompagnée de nucléo-albumine et de phosphates ammoniaco-magnésiens.

La recherche des différents caractères cliniques et chimiques que nous venons d'exposer suffira au praticien pour différencier la forme vraie de l'albuminurie orthostatique de l'albuminurie résiduale.

Mais, il faut bien le savoir, l'albuminurie orthosténique vraie est l'exception ; le type mixte est beaucoup plus fréquent. Des facteurs nouveaux viennent alors combiner leur action à celle de la station debout. Le plus souvent, c'est une néphrite infectieuse, suivie ou non d'albuminurie persistante. Nous rentrons ainsi dans le cadre des albuminuries résiduales à forme orthostatique.

4° *Albuminurie physiologique.* — Si les faits d'albuminurie dite physiologique, et ils sont en proportion relativement fréquente, existent réellement, nous les croyons néanmoins beaucoup moins nombreux que veulent bien le dire Senator, Leube et Capitan. En compulsant les observations de la thèse de Châteaubourg, inspirée par Capitan, nous trouvons notés çà et là, dans les antécédents des soi-disant bien portants, des épisodes infectieux aigus : scarlatine, rougeole, variole, fièvre typhoïde, etc.

Tel est le cas de cet homme de trente ans..., bien portant ? Comme antécédents : paludisme, rougeole, deux atteintes de variole, un rhumatisme articulaire aigu, la dysenterie, une blennorragie.

Même critique pour le cas suivant : Femme de vingt-trois ans, ancienne rhumatisante, atteinte antérieurement de variole ou de rougeole.

On comprend qu'après de pareils exemples, notre créance aux faits d'albuminurie physiologique soit singulièrement limitée, d'autant plus que nous pourrions adresser le même reproche à certaines observations de Bertrand (thèse, Paris, 1890) et de Finot (thèse, Lyon, 1894). Est-ce à dire pour cela qu'une scarlatine étant constatée dans l'enfance, on devra lui rapporter tous les accidents qui pourront se développer dans la suite du côté du rein ? Non assurément. Mais, par contre, combien de manifestations infectieuses restent à jamais latentes, combien de scarlatines frustes ne se traduisent extérieurement autrement que par une angine dont on méconnaît la nature. Tel est le cas de notre jeune ami, le Dr L... qui, ayant eu une angine en avril dernier, eut la curiosité d'examiner ses urines. Elles contenaient de l'albumine, qui depuis lors persiste à l'état de traces sous la forme intermittente.

Si nous nous arrêtons plus longuement sur ce point, c'est que, seule, la présence d'une néphrite infectieuse à l'origine d'une albuminurie qui persiste, permet de différencier l'albuminurie résiduale de la forme dite physiologique de l'albuminurie.

Parmi les variétés d'albuminurie qu'on peut classer sous l'étiquette de « physiologique », une seule mérite ici d'être étudiée à part. C'est l'albuminurie qu'on a désignée sous le nom d'albuminurie des règles, albuminurie paracataméniale.

C'est presque un fait d'observation banale que la fréquence de l'albuminurie au moment de la période menstruelle, surtout quand il y a des troubles de la sphère génitale : souvent aussi, dans le cas d'aménorrhée ou de suppression momentanée des règles, on voit celles-ci remplacées par une poussée albuminurique. On voit donc comment, indépendamment de toute origine rénale, de toute néphrite infectieuse ou toxique, cette albuminurie se rapproche des allures de l'albuminurie cyclique. La formule de Charcot $\pm$ P — V suffit à donner l'explication de ce phénomène.

Si maintenant il y a eu antérieurement néphrite, la

congestion menstruelle pourra agir en tant que cause de rappel, augmenter le taux de l'albuminurie si celle-ci a persisté sous la forme fixe et permanente, enfin transformer pendant quelques jours une albuminurie intermittente en albuminurie continue : fait qui a son importance pour le pronostic.

Il suffit d'attirer l'attention du praticien sur ce point particulier pour prévenir de sa part toute erreur de diagnostic et surtout de pronostic.

5° Nous avons réservé pour la fin certains cas de diagnostic plus rares ou plus spéciaux.

α) Les *albuminuries mixtes, tuberculeuse et cardiaque* se reconnaîtront à la concomitance des signes de l'affection propre, à l'absence d'antécédents rénaux infectieux.

L'albuminurie prétuberculeuse sera caractérisée par son cycle matinal tout particulier.

β) Les *albuminuries fonctionnelles* d'origine digestive à point de départ gastrique, hépatique ou intestinal ; au cas où elles deviennent persistantes, seront différenciées de l'albuminurie résiduale, par l'examen des symptômes locaux, la nature des troubles qui ont présidé à leur origine. Enfin, l'analyse de la teneur urinaire, qui révélera la présence de peptones (albuminurie gastrique), l'indol (albuminurie digestive), de la globuline avec ou sans hypoazoturie (albuminurie hépatogène).

La réaction de Pœhl permettra de constater ou non la participation des leucomaïnes urinaires.

CHAPITRE VI

PRONOSTIC DE L'ALBUMINURIE RÉSIDUALE

Ce pronostic doit être envisagé dans deux conditions différentes : sous un avenir prochain et sous un avenir plus éloigné.

Il nous faut donc les étudier séparément : 1° Le *Pronostic actuel* ou immédiat de l'albuminurie résiduale ; 2° Le *Pronostic éloigné* de cette même albuminurie. Celui-là seul représente la vraie difficulté et nécessitera de longs développements.

Le *Pronostic immédiat*, au contraire, est relativement aisé ; ce n'est, en somme, qu'une affaire de diagnostic différentiel. Nous avons traité ce point au chapitre précédent ; qu'on veuille bien s'y reporter.

Si les signes caractéristiques de la forme résiduale se retrouvent au complet, la situation est nette pour le présent ; le pronostic immédiat est bénin dans tous les cas. Mais vienne une infection passagère ; il y a momentanément recrudescence de l'albuminurie. « Toute exacerbation de ce genre peut être l'origine d'une extension brusque de néphrite aiguë diffuse et commande une surveillance plus rigoureuse du malade. Le pronostic même immédiat perd, dans ce cas, de sa bénignité et doit être réservé[1].

Plus intéressante est la question du *pronostic éloigné* de l'albuminurie résiduale. Le problème se pose en ces termes : étant donné une albuminerie qui se présente avec les caractères de l'albuminurie résiduale, quel avenir lui est réservé en clinique? Quelle sera son évolution?

Les éléments de la solution de ce problème délicat, nous les puiserons à deux sources différentes de renseignements qui seront, l'une : l'étude de l'infection causale ; l'autre, l'analyse des formes diverses de cette albuminurie elle-même.

A. **Pronostic d'après la cause.**

Cette notion de cause a toujours tenu une grande place aux yeux des cliniciens, dans l'appréciation des symptômes morbides. « La considération des conditions étiologiques qui président au développement de l'albuminerie, dit Jaccoud dans le *Nouveau dictionnaire de médecine et de chirurgie pratiques*, fournit à la séméiotique des données fructueuses, car il est des causes qui produisent presque invariablement une albuminurie passagère ; il en est d'autres qui sont presque fatalement liées à une albuminurie persistante et l'on peut, grâce à la connaissance de ces faits, établir une relation importante entre la nature de la cause et la gravité du symptôme. Il est même tout un groupe

[1] Talamon, Congrès de Nancy (1896.)

d'albuminuries dont le pronostic est immédiatement déduit de la notion causale; je veux parler des albuminuries développées dans le cours des maladies aiguës ».

Donc, pour Jaccoud comme pour Bartels, Talamon et Teissier, il y à lieu de tenir compte de la nature de la pyrexie génératrice, car il est démontré que les chances de curabilité de l'albuminerie varient sensiblement avec la source de l'infection.

A quoi tiennent ces variations de gravité du symptôme albuminurie selon la nature de l'infection originelle? Diverses explications ont été données: pour Bartels, le pronostic dépend de la cause, parce que cette cause peut ou bien donner lieu à des complications graves et, avant le début de la néphrite, déprimer déjà les forces et la nutrition du malade ou bien n'atteindre aucun autre organe que le rein. La majorité des auteurs modernes font de cette gravité une fonction de la virulence du germe spécifique ou de ses toxines. Mais cette notion de spécificité de l'agent infectueux, en tant que facteur de néphrites, soulève des contestations dans le monde scientifique ; on tend de plus en plus à invoquer l'action soit des microbes associés, soit même simplement de microbes vulgaires, survenus secondairement à l'infection primitive. Dans son rapport au Congrès de Nancy, Arnozan esquisse un aperçu clinique de néphrites à staphylocoques, streptocoques et coli-bacilles; des recherches ultérieures en ce sens nous ménagent, sans nul doute, des surprises intéressantes, tant au point de vue pathogénique que pronostique.

Malheureusement, pour l'instant, nos notions à ce sujet sont trop incomplètes pour servir de base même à une hypothèse. Nous nous restreindrons donc au chapitre des faits cliniques.

MM. Teissier, Roques et Weill ont démontré que les lésions rénales au cours de la néphrite infectieuse ressortaient des trois facteurs suivants : 1° Le microbe, 2° les toxines, 3° les produits de désintégration.

Qu'un seul ou plusieurs de ces facteurs soient plus particulièrement sollicités au cours d'une infection, que leur action se combine et s'exalte, on comprendra de ce fait le caractère de gravité plus ou moins prononcé qui s'attache à la nature de l'infection et, pour une même infection, à chacune de ses manifestations.

L'influence de la cause étant ainsi bien mise en relief, passons successivement en revue les diverses pyrexies infectieuses qui peuvent donner naissance à l'albuminurie résiduale et étudions, à propos de chacune d'elles, sa fréquence et son évolution. En même temps nous dirons un mot du pronostic des néphrites infectieusse en général.

1° *Scarlatine.* — Les relations de la scarlatine avec l'albuminurie sont connues de vieille date, à preuve les statistiques de Gubler et de Begbie (1865), qui regardaient l'albuminurie comme constante au cours de cette infection.

Mais, sur le nombre d'albuminuries ainsi constatées, combien correspondent, en réalité, à des néphrites ? Cadet de Gassicourt, parlant de l'albuminurie scarlatineuse tardive, propose le chiffre de 30 pour 100, qui est aussi celui de Barthez et de G. Sée.

Bartels, dont la statistique porte sur un nombre d'observations considérable, donne la proportion de 1 à 15 pour 100. Bull admet un pourcentage de 16 pour 100 en moyenne. En réalité, il semble que la fréquence de la néphrite scarlatineuse soit fort variable avec les épidémies : l'épidémie de 1853 donne à Bartels le chiffre de 22 néphrites, sur 180 scarlatines ; la suivante, celle de 1863, 13 néphrites, sur 80 cas ; enfin, dans une épidémie ultérieure, un seul cas de néphrite est observé, sur 100 infections de cette nature.

Quelle que soit, au juste, la proportion admise, ce qui ressort des statistiques précitées, c'est la fréquence relativement élevée de la néphrite au cours de la scarlatine, fréquence parfaitement mise en relief par M. Teissier, qui assigne à cette néphrite une proportion de 38 pour 100 sur la totalité des néphrites infectieuses.

Que devient, ultérieurement, l'albuminurie post-scarlatineuse ? Elle peut guérir, sans doute, et le fait est assez fréquemment consigné dans nos observations (M. le professeur Teissier a noté cet aboutissant heureux dans le tiers des cas environ), mais elle peut aussi tendre vers le mal de Bright. Cette évolution, niée autrefois par Charcot, Thomas, Bull, a été observée et démontrée, avec pièces justificatives, par Rayer et Christison. Plus près de nous, Cornil et Ranvier, d'Espine et Picot, Bouchard, Gaucher et Rendu, Rioblanc[1]

[1] Rioblanc, thèse Paris, 1885.

et Vignerot[1] la regardent comme assez fréquente ; mais aucun des auteurs précédents n'ose proposer un chiffre. Pour M. Teissier, 1 cas de néphrite aiguë scarlatineuse, sur 5, marche au mal de Bright.

Entre ces deux alternatives : guérison ou évolution brightique, il reste, en somme, un assez large espace, qui sera comblé par l'albuminurie résiduale. Et cette fréquence ressort bien de nos observations, où plus de la moitié des cas d'albuminurie persistante succède à une scarlatine! Notre statistique, combinée à celle de M. le professeur Teissier, nous donne une proportion de 30 à 50 pour 100 d'albuminuries résiduales. Si nous mettons ces chiffres en regard de ceux fournis par le mal de Bright, nous voyons, d'après la seule notion de la causalité, qu'une albuminurie persistante post-scarlatineuse évolue, une fois sur deux environ, vers le mal de Bright. Donc, en présence d'une albuminurie qui survit à une scarlatine, pronostic relativement grave et réservé.

2° *Grippe.* — L'ère de nos connaissances sur l'albuminurie grippale s'ouvre avec la grande épidémie de 1889-1890, qui appela les recherches scientifiques sur ce point de pathologie jusque-là resté obscur ; les études de Fiessinger, dans son *Mémoire sur la grippe infectieuse à Oyonnax*, et les leçons du professeur Potain[2] marquent la première étape de ces travaux. En 1890, l'existence de la néphrite grippale est un fait établi.

[1] Vignerot, thèse, Paris, 1891.

[2] Potain, *Union médicale*, 21 décembre 1889.

Budel, Duponchel, Hœhling en étudient le pronostic. Leyden et Vignerot[1] rapportent des observations de néphrites grippales. Tuvache fait sa thèse sur le même sujet. Les travaux du professeur Teissier édifient sa pathogénie et celle de Brault son anatomie pathologique.

L'ensemble des connaissances scientifiques sur le sujet est exposé dans la thèse de Ruelle (*l'Albuminurie dans la grippe*, Paris, 1896).

Quelle est la fréquence de l'albuminurie néphrite au cours de la grippe? La plupart des auteurs n'en soufflent mot. Ruelle rapporte 35 observations de néphrite grippale (encore, dans 2 cas, est-ce une albuminurie de rappel), mais sans donner de renseignements sur sa fréquence proportionnellement au cas total de grippes constatées.

Dans une statistique personnelle établie dans le service de M. le professeur Teissier, sur 66 observations de grippe, nous relevons 21 fois la présence de l'albumine en quantité appréciable, et environ dans 1/5 de ces cas, les manifestations d'une néphrite d'intensité variable.

D'après M. Teissier, la grippe, en tant que facteur de néphrite, vient immédiatement après la scarlatine, avec une proportion de 30 pour 100 dans le chiffre total des néphrites infectieuses.

Comment évolue la néphrite grippale? La thèse de Ruelle renferme, à cet égard, des documents intéressants. Sur les 35 cas analysés, nous en éliminerons 3

[1] Vignerot, *Contribution à l'étude des néphrites infectieuses* (thèse, Paris, 1891).

où l'évolution n'est pas notée, et 2 qui se réfèrent à l'albuminurie de rappel. Sur le reste des cas, soit 30, l'évolution vers le mal de Bright a lieu 2 fois, la mort survient 8 fois, la guérison 16 fois ; enfin, le passage à l'état chronique de l'albuminurie, 4 fois.

La néphrite grippale est donc grave, et cela de deux façons : par ses dangers immédiats, et, au cas d'albuminurie persistante, par son passage 1 fois sur 2 au mal de Bright. Il y aura donc grande importance, en présence d'une albuminurie qui survit à la grippe, à établir un diagnostic précis de la forme résiduale de l'albuminurie.

En terminant, notons la fréquence de l'albuminurie de rappel au cours de la grippe.

« La grippe, dit Leyden, est une véritable pierre de touche du rein; elle révèle brusquement des altérations parfois insignifiantes, depuis longtemps compatibles avec la vie. » Tuvache rapporte des cas où la grippe, survenant sur des lésions scarlatineuses anciennes du rein, a provoqué la mort.

Même observation dans le mémoire de Tuffier. D'où l'importance et la gravité de la grippe en tant qu'affection de rappel. Il s'en faut pourtant que toutes les lésions rénales anciennes résistent si malheureusement à la grippe ; il existe des observations où la grippe a pu évoluer de la façon la plus bénigne pour le malade sans donner de nouveaux troubles aux lésions préexistantes.

Dans son étude sur la grippe-influenza, M. le professeur Teissier, sur plus de 300 albuminuries constatées, ne trouve qu'un seul cas où la grippe ait déterminé la mort du malade.

3° *Fièvre typhoïde.* — La première en tête de liste, par la fréquence des manifestations albuminuriques pendant son évolution, la fièvre typhoïde ne l'est heureusement pas par la gravité de ses néphrites. La fréquence elle-même de la néphrite dothiénentérique est moindre qu'on a bien voulu le prétendre. Si sur les 452 cas de fièvre typhoïde observés par Murchison, 157 s'accompagnent d'albuminurie, tant s'en faut que toutes ces albuminuries correspondent à des néphrites. Si nous nous en référons à une statistique personnelle des cas traités dans le service de M. Teissier, nous trouvons, sur 60 typhoïdes, 36 albuminuries, dont 8 néphrites avérées. Cette proportion est relativement élevée, moins encore que ne le prétendent Gubler et Robin, Murchison et Bouchard, mais, par contre, supérieure aux proportions observées par Bartels et Buhl.

Si nous envisageons l'avenir de cette albuminurie, nous voyons les divergences d'idées s'accentuer encore davantage. Bamberger relève 58 cas de néphrites développées sous l'influence de la fièvre typhoïde, à savoir 42 cas de néphrite aiguë et 16 cas de néphrite chronique, dont 2 caractérisées par le rein atrophique. La néphrite dothiénentérique semble donc avoir un pronostic sévère, Zègre[1], Girot[2], Brouardel et Gilbert se rallient à ces conclusions, de même que Dieulafoy.

Par contre, Rioblanc regarde le fait comme très rare. Petit, dans sa thèse de Lyon (1881), sur 50 observa-

[1] Zègre, *Sur la néphrite dothiénentérique* (thèse, Paris, 1892).

[2] Girot, *Influence de la fièvre typhoïde sur le développement ultérieur de la néphrite chronique* (thèse, Paris, 1891).

tions, n'a jamais assisté à cette évolution. Didion l'a constatée une fois seulement sur 24 néphrites. Charcot et Bouchard restent indécis devant les faits. « La néphrite typhoïde aiguë, disent-ils, est grave par sa résolution lente, sa prolongation parfois indéfinie... On a observé plusieurs faits d'albuminurie persistante, à la suite de la dothiénentérie, mais sans pouvoir affirmer que la guérison n'a pas été complète quelques mois après. Vignerot cite plusieurs cas de néphrite typhoïdique avec albuminurie persistante. »

Ces constatations sont parfaitement en rapport avec celles de Debray (thèse, Paris, 1895) qui, examinant la fréquence de l'albuminurie dans la convalescence, trouve 3 albuminuries pour 25 fièvres typhoïdes.

Ce sont encore les conclusions de M. le professeur Teissier, dans son cours magistral de 1899-1900 : « Le passage de la néphrite dothiénentérique à la chronicité est assez rare, mais, fréquemment, on la voit donner naissance à l'albuminurie résiduale. »

Nous déduirons la formule suivante : l'albuminurie post-typhoïdique a un pronostic relativement favorable.

4° *Puerpéralité.* — Vieux chapitre de la pathologie rénale, l'albuminurie de la puerpéralité fut signalée, pour la première fois, en 1818, par Blackhall. Rayer, Garrod et Rées démontrent ses relations avec le mal de Bright. Nous laisserons de côté toutes les hypothèses émises au sujet de sa nature et de sa pathogénie, et, fidèle à notre plan, nous envisagerons seulement l'avenir des albuminuries liées à une néphrite développée au cours de la grossesse et comme conséquence exclusive de celle-ci : nous avons défini la néphrite gravidique. Nous éliminerons donc et l'albuminurie du travail, qui est une albuminurie de stase, et l'albuminurie éclamptique qui est une albuminurie toxique ou nerveuse dont le pronostic se confond avec celui de l'éclampsie.

Par contre, l'albuminurie post-partum ou puerpérale, qui est à la fois infectieuse et fébrile, et l'albuminurie qui se rattache à une néphrite antérieure à la conception, devront être étudiées en même temps.

La question de la fréquence de l'albuminurie gravidique soulève de nombreuses controverses.

Pour Bailly, elle est très fréquente. Cassin, sur 124 femmes, la rencontre 13 fois, soit 6,4 pour 100. Mayer, sur 1124 femmes, la note 61 fois, soit 5,4 pour 100. L'albuminurie gravidique se rencontre donc en moyenne dans 6 pour 100 des grossesses ; quant à son évolution ultérieure, elle pourra se faire, comme pour toutes les néphrites infectieuses, vers la guérison, vers le mal de Bright ou vers la persistance pure et simple.

La guérison est la règle : l'albuminurie gravidique s'épuise d'ordinaire avec la délivrance en un temps relativement court.

Ingerslew, qui a dressé à ce propos une satistique intéressante, donne les chiffres suivants :

Il l'a vue cesser	5	jours après l'accouchement,	7	fois.
—	14	— —	4	—
—	30	— —	2	—
—	60	— —	1	—

Le passage au mal de Bright existe, mais il est rare. Prochownich a vu 2 fois se produire la transformation d'une néphrite gravidique, en néphrite chronique (Soc. obst. de Hambourg, 1886). Hermann a observé un cas semblable. Les observations de Vinay, Renaut, Mayer, nous en fournissent d'autres exemples. L'opinion de Gaulard, qui prétendait qu'il n'existait pas un seul cas concluant à cet égard, dans la littérature médicale, consacre donc une erreur; il n'en reste pas moins vrai que l'évolution brightique est l'exception. Ce sont aussi les conclusions de Vinay et de Lheureux (th., Lille, 1894).

Entre ces deux termes extrêmes : guérison et mal de Bright, il y a place pour l'albuminurie résiduale. Sa fréquence ressort du tableau suivant (Ingerslew) :

Persistance de l'albuminurie	après	20	jours,	3 fois.
—	—	60	—	5 —
—	—	3	mois	2 —
—	—	5	—	1 —
—	—	6	—	2 —
—	—	7	—	1 —

De son côté, M. Teissier l'a vue persister 2, 3 et même 4 ans avant d'évoluer vers la guérison : au delà de cette durée, il y aurait des chances pour qu'elle tournât au mal de Bright. Des cas analogues sont rapportés par Tarnier (15 mois), Leudet (16 mois), Imbert, Gourbeyre et Vinay.

Ce qui caractérise en somme l'albuminurie gravidique, c'est sa tendance spontanée à la guérison, en deçà de certaines limites. Une évolution trop prolongée serait, au contraire, d'un mauvais pronostic.

Mais dans certains cas, l'albuminurie post-gravidique présente des caractères particuliers : elle a grande tendance à la répétition, c'est-à-dire à se renouveler à chaque grossesse. Vinay nous en a rapporté des exemples frappants dans 4 observations : 3 fois sur 4, cette albuminurie a disparu après un temps plus ou moins long, après chaque grossesse. Une fois elle a abouti à la néphrite interstitielle et à la mort. Que déduire de ces faits au point de vue du pronostic? Vinay considère l'albuminurie gravidique comme ayant la plus grande ressemblance avec l'albuminurie intermittente qui survient de préférence chez les jeunes gens (plus exactement, à notre avis, avec la forme intermittente de l'albuminurie résiduale). Pour lui, il est probable que chez les malades de cette sorte, la lésion rénale, d'abord très marquée, s'améliore à la suite de la parturition pour ne plus se manifester par la présence de l'albuminurie.

Mais l'absence d'albumine dans les urines, remarque-t-il, ne doit pas être considérée comme un signe certain d'une guérison définitive. Le rein, profondément touché, resterait en imminence morbide : vienne une nouvelle grossesse avec les modifications qu'elle apporte dans tout l'organisme et la lésion rénale se traduit à nouveau par son symptôme essentiel.

Vinay conclut que, si dans quelques observations l'albuminurie gravidique à répétition a pu être la cause occasionnelle d'un mal de Bright, le plus souvent la grossesse suit son cours normal et aboutit à l'expulsion d'un enfant viable et bien portant.

Quant à l'influence, en général, de l'albuminurie sur la marche de la grossesse, on peut la déduire de la statistique suivante de Mayer :

Chez les femmes à urines non albumineuses, l'accouchement avant terme a été noté 19,7 pour 100.

Chez les femmes à urines albumineuses sans cylindres, 27 pour 100.

Chez les femmes à urines albumineuses avec cylindres, 47 pour 100.

Un dernier mot enfin sur le rappel d'une albuminurie préexistante par la grossesse : voici comment Dickinson s'exprime à ce sujet : « Quand l'affection rénale marche avec la grossesse, il est rare qu'elle atteigne un haut degré la première fois. La femme, il est vrai, peut mourir d'une attaque d'éclampsie, mais admettons qu'elle survive, peu à peu l'œdème disparaîtra, les urines cesseront d'être albumineuses ; elle jouira d'une santé parfaite jusqu'à la prochaine grossesse qui ramènera les anciens accidents, mais alors ceux-ci seront plus intenses et plus longs à disparaître, et ainsi à chaque nouvelle grossesse, les symptômes de l'affection rénale sont plus tenaces, jusqu'à ce que l'albuminurie devienne continue entre les grossesses, et la malade sera alors exposée à toutes les complications du petit rein granuleux. »

Sans être aussi sévères que Dickinson, renseignés que nous sommes par les observations précédentes, et l'opinion de M. le professeur Teissier sur la bégninité possible de l'albuminurie récidivante, nous devons avouer que le rappel d'une albuminurie infectieuse antérieure par la grossesse, présente toujours assez d'aléa pour qu'on doive se montrer, en pareil cas, réservé sur l'évolution ultérieure du symptôme.

Donc, en présence d'une albuminurie post-gravidique persistante, encore que le pronostic puisse être bénin en nombre de cas, nous saurons qu'un grand nombre de facteurs adjacents (grossesses répétées, rappel de néphrite antérieure, durée supérieure à quatre ou cinq ans) peuvent venir modifier ses caractères et son évolution. En pareil cas, le clinicien devra surveiller son avenir avec circonspection.

5° *Diphtérie.* — Nous possédons actuellement assez peu de documents sur la nature et l'évolution de l'albuminurie dans l'infection diphtéritique ; nous les trouvons exposés en une revue d'ensemble, dans la thèse de Barbier (*l'Albuminurie diphtéritique*, Paris, 1888).

Sa fréquence varie peu dans les diverses statistiques : elle est de 50 pour 100 pour G. Sée, de 66 pour 100 pour Bouchut, de 74 pour 100 pour Cadet de Gassicourt. Ce dernier chiffre est aussi celui de Barbier et Sanné.

Cette albuminurie correspond-elle à une néphrite véritable ?

Il est admis (Barbier) que, si l'albuminurie a été abondante (2 à 7 grammes), on peut croire à la néphrite. Dans ce dernier cas, on voit cette albuminurie persister quelque temps après la diphtérie. Dans deux observations de Barbier, on la note 19 et 21 jours après la disparition de l'infection originelle et c'est tout. Depuis lors, il est vrai, les conditions ont changé : le sérum, en abaissant le taux de la mortalité, doit augmenter le nombre des cas d'albuminurie résiduale. Et, de fait, M. Teissier a pu en observer plusieurs exemples : l'un d'eux se rapporte à un officier qui contracta la diphtérie dans une visite hospitalière ; au bout de quatre ans, l'albuminurie qui était permanente devint intermittente, diurne. Aujourd'hui elle a disparu sans rien laisser qui permette d'affirmer la persistance d'une tare au niveau du rein.

La néphrite chronique ne s'observe pour ainsi dire jamais à la suite de la diphtérie. Une seule fois, sur 95 albuminuries, l'évolution vers le mal de Bright a été constatée par Barbier, et encore s'agissait-il là d'une rougeole compliquée de diphtérie.

Sanné l'aurait vu 7 fois sur 224 cas ?

Il semble donc permis d'affirmer, en nous appuyant sur les documents actuels, que la signification d'une albuminurie persistant à la suite de la diphtérie, si tant est que cette persistance ait été encore assez rarement constatée, est bénigne dans son essence et dans son évolution.

6° *Variole.* — La présence de l'albumine dans les urines des varioleux a été notée depuis longtemps. Abeille, Martin-Solon, Becquerel l'avaient signalée, mais ce n'est que dans ces dernières années que l'on a établi nettement la distinction entre l'albuminurie fébrile de la variole et la néphrite varioleuse proprement dite.

Jaccoud, en 1860, dans sa thèse d'agrégation, considérait cette complication comme extrêmement rare. Pour Trousseau, au contraire, l'albuminurie dans la variole était chose fréquente ; il est probable que par albuminurie, l'illustre clinicien confondait toutes les albuminuries survenant au cours de la variole, quelle que fût leur nature.

Depuis lors, Gemmel publie la relation d'une épidémie qui lui permit de traiter 1058 malades : 20 fois seulement l'albuminurie est constatée dans la période de dessication (1874). Barthélemy et Leudet (1880) apportent de nouveaux faits. Enfin Couillaud, *in* thèse Paris, 1881, conclut en ces termes : « L'albuminurie de la convalescence est une complication rare de la variole. Symptomatique d'une néphrite aiguë, elle ne se rencontre guère qu'après les varioles confluentes ou très cohérentes. »

Si nous mettons en regard les différentes statistiques :

Cartaz. . .	44	varioles.	néphrites	7 fois.
Gemmel . . .	1058	—	—	20 —
Bourru . .	79	—	—	4 —
Barthélemy .	400	—	—	1 —
Couillaud. .	106	—	—	3 —
Bourgin . .	214	—	—	21 —
Arnaud . .	400	—	—	6 —

Nous trouvons : 2425 varioles, 66 néphrites, soit 2,8 pour 100. Si, en nous fondant sur les observations d'Arnaud (*de la Néphrite varioleuse*, th. Montpellier,

1886), nous cherchons à apprécier l'évolution ultérieure de cette néphrite, nous voyons :

Dans 13 observations, la mort.
— 29 — la guérison.
— 18 — le passage à l'état chronique.

« Mais, dit Arnaud en interprétant lui-même les faits qu'il cite, pour ce qui est du passage à l'état chronique, nous serions porté à croire, avec Bartels, qu'il fait le plus souvent défaut. Si l'on n'est prévenu, on peut se laisser tromper en effet par le trouble de l'albumine persistant encore dans les urines, 30 jours (époque à laquelle le malade quitte en général l'hôpital) après le début de la maladie, et croire à une néphrite devenue chronique. Mais, que l'on observe le malade, que l'on analyse ses urines un mois et demi, deux mois et plus après le début de la néphrite, que l'on recherche, comme nous l'avons fait pour trois malades, tous les autres symptômes du mal de Bright, et l'on pourra reconnaître alors l'absence de tout signe positif. » On comprend parfaitement ainsi l'erreur des auteurs dont la statistique figure au nombre de ces 18 cas sus-notés de passage à l'état chronique. Pour nous, l'interprétation de ces cas serait tout autre : elle résiderait dans ce fait : la tendance fréquente de l'albuminurie variolique à évoluer vers la résidualité.

Une telle explication nous semble à la fois en accord avec les données cliniques et les conclusions de Couilland, en ce qui touche la rareté de l'évolution brightique dans la variole.

Nous trouvons confirmation de cette manière de

voir dans une note plus récente de M. F. Arnaud (l'Albuminurie dans la variole, *Semaine médicale*, 1898). Ce praticien, à qui une épidémie a permis d'étudier 400 nouveaux cas de variole à Marseille, note la fréquence de la persistance de l'albumine à doses minima dans l'urine de ses malades après la guérison.

A l'albuminurie post-variolique, s'attachera donc un pronostic bénin : la curabilité est la règle en pareil cas.

7° *Pneumonie.* — La néphrite pneumonique a sa place bien marquée dans le cadre nosologique des néphrites infectieuses, au même titre que les néphrites variolique et scarlatineuse. Son histoire est presque contemporaine : elle commence en 1880. Dans un mémoire paru à cette époque (*Zeitsch. f. klin. Med.*) Kannenberg en fait le premier mention.

Depuis lors, Klebs (1881), Capitan (1883), Bozzolo (1885) rapportent des faits de néphrite pneumonique que viennent confirmer les observations analogues de MM. de Renzi, à Naples, et Rendu, en France.

En 1890, le travail magistral de Caussade résume l'ensemble des connaissances acquises, et donne à la néphrite pneumonique la place qui lui revient comme entité morbide définie.

Kees et Wunderlich regardaient la néphrite au cours de la pneumonie comme une rareté pathologique ; Wagner donne une proportion de 3 néphrites sur 150 pneumonies. Mohu et Caussade la croient plus fréquente, et dans un relevé de 60 observations de Debray (*l'Albuminurie de la convalescence*, th. Paris, 1895), nous notons 10 fois la présence d'albumine. Il est vrai que dans ce nombre deux ou trois faits seulement semblent correspondre à une néphrite bien définie, soit une proportion totale de 3 à 4 pour 100.

La néphrite pneumonique est grave, surtout au cas où elle survient sur des reins adultérés antérieurement: la statistique de Caussade donne 25 morts sur 48 observations. Il est bon d'ajouter que sur les 10 autopsies présentées par cet auteur, 10 fois les reins offraient des lésions antérieures de néphrite chronique.

Néanmoins, l'évolution ultérieure de cette néphrite semble être bénigne ; une seule fois sur les 48 cas, le passage au mal de Bright a été constaté, et cela après trois ans. La constatation d'une albuminurie post-pneumonique n'impliquerait donc pas un pronostic très sérieux : nous formulons ces conclusions un peu à titre d'hypothèse, en attendant de nouvelles recherches sur ce point encore insuffisamment exploré.

8° *Rougeole.* — L'existence de la néphrite morbilleuse est chose connue, mais cette complication de la rougeole n'a été, en somme, que très rarement observée. Mosès[1] a eu l'occasion d'en étudier trois cas typiques au cours d'une épidémie très maligne de rougeole ayant sévi dans le Palatinat (1896). Deux autres cas moins francs sont rapportés par lui à la même cause. Dans tous ces faits, la terminaison eut lieu par guérison, quoique Rioblanc attribue à la néphrite survenant

[1] Mosès, *Semaine médicale* 1896, p. 452.

au cours de l'infection morbilleuse un pronostic très grave.

Le passage à l'état chronique n'a jamais été noté, quoiqu'on ait pu assister, dans quelques cas, à la persistance de l'albuminurie.

Dans ses nombreuses observations, M. le professeur Teissier ne relève que trois cas d'albuminurie résiduale à la suite de la rougeole, et encore ces cas sont-ils mixtes, liés à des troubles digestifs et à maximum diurne.

9° *Oreillons.* — La néphrite ourlienne ressemble beaucoup à la néphrite scarlatineuse, mais elle est infiniment plus rare. Sa bibliographie est relativement courte ; à part quelques observations éparses dans la science, celle de Pratolongo de Gênes, en 1782, de Burne et Krügelstein (1835), de L. Renard (1856), de Karth (1883), les thèses de Gagé (Paris, 1892) et de Atger (Montpellier, 1899), sont à peu près les seuls documents complets sur la question.

Si l'on admet l'opinion de Siredey, qui veut que dans 30 pour 100 des cas les ourles soient suivis d'albuminurie, on est étonné alors de constater que, proportionnellement au nombre des malades atteints, il y en a très peu qui présentent les symptômes caractéristiques de la néphrite. Quand cette néphrite a lieu, on voit assez souvent l'albuminurie persister en quantité minime, un certain temps, un an, deux ans (Gaucher), après la guérison de l'infection, mais son évolution est généralement bénigne, et il existe seulement dans la science quatre ou cinq cas dûment constatés d'évolution brightique. Toutefois, dans un cas récent, M. Teissier a pu observer cette évolution, avec albuminurie massive et urémie digestive.

10° *Erysipèle.* — Au cours de l'érysipèle, l'albuminurie passagère est fréquente et la néphrite rare (Widal). Ces conclusions sont aussi les nôtres ; sur une douzaine de cas, jamais nous n'avons vu se développer de néphrite.

Au dire des auteurs, il semble que cette complication soit fonction de la gravité de l'infection streptococcique.

M. Teissier estime que la part de l'érysipèle dans la production totale des néphrites aiguës est d'environ 5 pour 100. Quant à l'évolution brightique de la néphrite érysipélateuse, il ne l'a jamais vue. Bartels et Gilles non plus, Wagner exceptionnellement.

Au contraire, pour Widal, Lecorché et Talamon, l'érysipèle peut devenir le point de départ d'une néphrite chronique, et encore assez fréquemment pour les deux derniers auteurs, qui l'inscrivent au nombre des facteurs étiologiques du mal de Bright, au même rang que la fièvre typhoïde.

Dans les observations que nous avons pu examiner à ce sujet, le passage à la chronicité n'est noté nulle part. Il doit donc être rare, et nous croyons qu'il y aurait intérêt à discuter les observations qui servent de fondement à l'opinion adverse ; une grande part dans cette évolution doit revenir, sans doute, à l'influence des infections secondaires et intercurrentes.

Pour nous, comme pour notre maître, l'albuminurie post-érysipélateuse est de celles qui guérissent,

11° *Angines et amygdalites.* — Nous étudierons sous ce titre toutes les albuminuries qui surviennent au cours de l'inflammation de l'arrière-gorge et du pharynx. Les relations de ces infections avec le rein sont un chapitre encore obscur de la pathologie; elles existent néanmoins et des observations en font foi.

Bouchard, Fernet, Lecorché et Talamon ont signalé des cas de néphrite à la suite d'amygdalites aiguës. Des faits analogues d'albuminurie au cours d'une fièvre amygdalienne sont rapportés par Dieulafoy et Thonnenberg.

Gallois (*Bulletin médical*, 1897) et Letainturier de la Chapelle (thèse Paris, 1898), étudient l'influence des végétations adénoïdes sur le développement des néphrites.

Et, certes, il n'est rien d'étonnant à cela, si l'on admet, avec Lasègue, que « l'amygdalite est une maladie générale infectieuse ». Disons plutôt une manifestation locale d'une maladie générale infectieuse.

Donc, toutes les fois qu'après la fièvre amygdalienne tombée, l'albumine persiste, c'est qu'il y a néphrite (Teissier et Roque). Son existence deviendra plus certaine encore si elle s'accompagne des accidents symptomatiques de l'infection rénale : œdèmes, douleurs lombaires. troubles de la vue, céphalée et vomissements.

D'autres fois, elle pourra rester complètement latente pour se révéler au bout d'un temps variable, soit par une poussée de néphrite aiguë qu'on croira primitive, soit par l'établissement graduel et progressif du mal de Bright.

Cette évolution brightique est possible et a été observée surtout dans les angines streptococciques graves; elle se comprend facilement, si l'on admet que cette amygdalite ou cette angine bénigne n'est qu'une scarlatine atténuée dans bien des cas. La bactériologie pourrait peut-être nous donner des renseignements sur l'évolution ultérieure de l'albuminurie, d'après la nature de l'infection; l'association du streptocoque, agent vulgaire de ces angines, avec tel ou tel microbe, permettrait des déductions sur le pronostic de la néphrite. Nos connaissances actuelles, encore incomplètes, ne nous donnent pas le droit d'être trop affirmatifs à ce sujet.

Dans certains cas, l'albuminurie persiste simplement sans signes aucuns du mal de Bright; nous avons alors affaire à une albuminurie résiduale, comme dans l'observation ci-dessous :

Observation XXVII. — (Communiquée par M. le professeur Teissier.)

M. T., rhumatisant, a fait la guerre de 1870. Captivité, pendant laquelle il a couché contre des murs humides.

En 1885, après une angine (peut-être une scarlatine fruste), il découvre son albuminurie. Taux de l'albumine, 2 gr. 5 en vingt-quatre heures. Cylindres granuleux. Cure à Saint-Nectaire, en 1886, suivie d'un séjour en Algérie. Depuis lors, diminution de l'albumine par le repos; oscillations journalières de 20 centigrammes à 2 grammes. L'arsenic augmente l'albumine. Les eaux d'Evian, prises à la source, la diminuent, mais congestionnent la tête. Le lait est mal toléré. L'eau oxygénée à l'intérieur à dose de 1/2 litre par jour diminue considérablement l'albuminurie.

Actuellement (1900), état général bon; la quantité d'albumine reste presque toujours invariable, oscillant régulièrement de 60 centigrammes à 1 gr. 20. Quelques cylindres hyalins parfois. Aucun signe d'intoxication. Pas d'hypertension artérielle, pas de galop, toutefois le deuxième ton aortique est légèrement accentué.

Le malade, autrefois très frappé de son albuminurie, a repris le dessus maintenant et en même temps s'est remis à ses occupations, ce qui n'a pas augmenté le taux de l'albumine.

La fréquence de l'albuminurie résiduale dans ces infections ne saurait encore être l'objet d'une statistique, mais la possibilité d'évolution de l'albuminurie sans accident sérieux engagera le praticien à atténuer un peu la gravité du pronostic qu'il serait tenté de porter dans l'ignorance de ces faits heureux.

12° *Rhumatisme.* — Admise en principe par les uns (Rayer, Bouillaud, Grisolle), niée par les autres (Lasègue, Boll), méconnue par le plus grand nombre des cliniciens, la néphrite rhumatismale n'a dans la littérature médicale qu'une place tout à fait restreinte.

Bartels en cite trois cas, Dickinson deux, Hartmann deux également. En somme, si les auteurs admettent l'existence de la néphrite au cours du rhumatisme, ils la regardent au moins comme fort rare, et sont en désaccord, et sur sa nature, et sur son évolution. M. Teissier, au contraire, croit à sa manifestation plus fréquente et lui attribue le 6 pour 100 du total des néphrites infectieuses.

Dans la thèse de Chéron *(de l'Albuminurie dans le rhumatisme articulaire aigu)*, nous trouvons rapportée une dizaine de néphrites aiguës d'origine rhumatismale;

de ces cas, les uns, et c'est le plus grand nombre, se bornent à un épisode aigu terminé par la guérison : nous en voyons un autre aboutir au gros rein blanc après trois ans, durant lesquels chaque nouvelle attaque de rhumatisme s'accompagnait d'une poussée analogue du côté du rein ; deux enfin donnent naissance à de l'albuminurie résiduale.

Pour M. Teissier, l'albuminurie du rhumatisme articulaire aigu a une tendance spontanée à la guérison : chez elle, la curabilité est la règle, l'évolution brightique l'infime exception. A l'albuminurie post-rhumatismale s'attachera donc un pronostic bénin.

13° *Syphilis.* — C'est à Rayer que revient le mérite d'avoir découvert les lésions rénales de la syphilis (1840) et d'avoir rapporté les accidents constatés au cours de l'affection vénérienne à leur véritable cause, mais les faits constatés par ce clinicien et ceux qui le suivirent ne portaient guère que sur des néphropathies d'ordre tertiaire.

Perroud, professeur adjoint à la Faculté de Lyon, publie le premier deux observations d'albuminurie syphilitique précoce ; dans la suite, la thèse de Descouts (Paris, 1878), une relation de Barthélemy dans les *Annales de dermatologie* (1881) apportent quelques documents nouveaux sur la question.

Mais le premier travail d'ensemble appartient au Dr Mauriac, qui, dans son *Traité de la syphilis*, en fait une véritable étude clinique.

Actuellement, c'est un fait universellement admis : la néphrite syphilitique secondaire existe, mais elle est rare (Mauriac). Son pronostic, au dire du même auteur, est beaucoup plus embarrassant que son diagnostic, car elle n'a pas une marche facilement calculable.

L'albuminurie persiste souvent longtemps après la disparition des autres phénomènes de la néphropathie. Ce fait ne serait guère rassurant, d'après Brault, mais les observations montrent qu'en général, il n'y a pas à s'en inquiéter outre mesure. Aussi, M. Wic-Khan n'hésite-t-il pas à affirmer que l'albuminurie de la période secondaire est toujours bénigne.

D'ailleurs, l'albuminurie de la syphilis précoce est heureusement influencée par le traitement mercuriel. A preuve l'observation de Lecorché et Talamon (*Méd. moderne*, 1891) où, sous l'influence de la médication spécifique « l'albumine disparaît complètement à la fin du cinquième mois, et, depuis trois ans, le malade ne présente pas le moindre accident qui puisse faire douter de la guérison complète de ses lésions rénales ».

L'évolution vers le brightisme n'est pourtant pas exceptionnelle, mais il faut, pour qu'elle se produise, soit une prédisposition héréditaire du malade, soit une cause connexe de sclérose rénale : alcoolisme ou goutte (Teissier).

Résumons les faits précédents : néphrite syphilitique secondaire rare, albuminurie résiduale fréquente proportionnellement au chiffre des néphrites (plusieurs observations de Horteloup), pronostic bénin chez un sujet exempt de tares héréditaires ou personnelles.

Ces conclusions s'appliquent exclusivement à la néphrite qui survient dans les premiers mois de l'infection : il importera donc de la différencier de celle qui se montre au bout de deux ou trois ans de syphilis, avant l'apparition des lésions tertiaires, et qui comporterait, au dire de M. Horteloup, un pronostic plus sévère.

14° *Paludisme.* — Signalée pour la première fois par Brouillaud en 1837 (clinique médicale de la Charité), constatée depuis par Millard de New-York, Bartels (1884), Botkin, Clémente Ferreira de Rio-Janeiro (1893), la néphrite paludéenne n'a été étudiée que dans un seul travail d'ensemble, celui de MM. Kelsch et Kiener, *Traité des maladies des pays chauds.*

La néphrite aiguë existe au cours du paludisme, elle a été constatée par Kelsch, Brun (albuminuries palustres, *Semaine médicale* 1887), et Teissier.

La néphrite paludéenne aiguë, quand elle est légère et bien soignée, peut guérir parfaitement.

Souvent elle reste longtemps à l'état subaigu, avec albuminurie assez abondante et rebelle aux diverses médications : cette forme présente assez d'analogies avec l'albuminurie résiduale, ainsi qu'il ressort de l'analyse de deux observations de Clémente Ferreira (*Revue mensuelle de médecine de l'enfance*, Rio-de-Janeiro, 1893), mais le défaut de documents précis ne nous autorise pas à identifier ces deux types d'albuminurie dans tous les cas.

Bien des fois, enfin, elle passe à l'état chronique et de là au mal de Bright. Le pronostic de ces cas est toujours très grave, car les poussées sous l'influence des accès intercurrents, les accidents urémiques sont constamment à redouter.

Il semble donc que l'albuminurie paludique soit, et avec raison, mal famée : les poussées intercurrentes, la menace fréquente du mal de Bright devront rendre le médecin circonspect et réservé sur son avenir.

15° *Tuberculose.* — Nous ne rappelons ici le nom de cette maladie infectieuse que pour exposer les raisons qui nous engagent à l'éliminer du cadre de cette étude. L'albuminurie au cours de la tuberculose a été constatée fréquemment, mais dans combien de cas correspond-elle à une néphrite ? on ne le sait au juste. Et cette néphrite, quelle est sa nature ? Indépendamment des néphrites chirurgicales de tout ordre, la tuberculose peut agir sur le rein par ses toxines : nous assistons alors soit à une dégénérescence amyloïde, soit aux dégénérescences diverses qui caractérisent les néphrites subaiguës et chroniques (Pissavy, thèse de Paris, 1898). Il n'y aurait donc pas, au dire de cet auteur, de néphrite aiguë tuberculeuse, au sens où nous avons entendu les autres néphrites infectieuses. La forme prétuberculeuse doit être distinguée des cas précédents (Teissier, Bory). En somme, malgré l'excellente thèse de Lenoir (Paris, 1890), la question de la néphrite tuberculeuse d'ordre médical est tout entière à reprendre.

Une rapide revision des matières contenues dans ce paragraphe nous permettra de mieux apprécier, en un coup d'œil d'ensemble, la part qui revient à chacun des facteurs précités, dans le pronostic de l'albuminurie résiduale.

La notion étiologique est la plus importante : si,

en présence d'une albuminurie post-infectieuse donnée, nous remontons aux causes diverses qui ont pu lui donner naissance, nous trouvons un premier groupe d'infections constitué par la scarlatine, la grippe, certaines angines graves, le paludisme et la puerpuéralité, où le passage de la néphrite à l'état chronique est assez fréquemment noté. Aux albuminuries de ce groupe s'attachera donc un pronostic réservé.

La fièvre typhoïde, la variole, la syphilis, la pneumonie, la rougeole, les oreillons, forment par ordre, une seconde série assez homogène. La majorité des albuminuries rénales ressortissant à ces différentes origines ont une tendance spontanée à la guérison, cependant à des degrés quelque peu différents : cette bénignité suit un ordre décroissant de la fièvre typhoïde à la syphilis. Les néphrites de la pneumonie, de la rougeole, des oreillons, rarement observées, mais paraissant, elles aussi, partager la bénignité des précédentes, sont placées là dans un cadre d'attente, jusqu'au moment où des notions plus précises à leur égard permettront de leur assigner leur place définitive.

Enfin, dans le rhumatisme, l'érysipèle et la diphtérie, la guérison est la règle, le passage à l'état chronique, l'exception.

B. **Pronostic d'après la forme**.

L'étude des faits qui précèdent et l'analyse minutieuse de nos observations nous ont amené à nous demander s'il existait quelque rapport entre la forme d'une albuminurie résiduale et *son évolution ultérieure*, et quel était ce rapport.

Nous soulevons là une question délicate et contingente : délicate, parce que l'appréciation rigoureuse des faits est presque impossible en pareille matière ; contingente, parce qu'il ne saurait y avoir de règle précise pour le pronostic clinique. Aussi serait-il téméraire de vouloir donner à nos conclusions force de loi.... Ce paragraphe sera donc forcément court, et formulé à titre d'hypothèse intéressante qui demandera le contrôle de l'expérience.

Nous avons vu, au chapitre III, que l'évolution de l'albuminurie résiduale pouvait se faire selon plusieurs types différents :

1° Le type permanent régulier.

2° Le type intermittent régulier.

3° Le type intermittent irrégulier.

4° Enfin un dernier type que nous avons distingué de l'albuminurie résiduale vraie, car il n'en mérite pas le nom, c'est la forme permanente irrégulière dont les observations XXXIV et XXXV sont des exemples très nets.

Deux faits ressortent de la lecture de ces dernières observations : tout d'abord la quantité relativement notable d'albumine rencontrée en pareil cas, non pas que la quantité d'albumine ait par elle-même, nous l'avons vu, une valeur clinique absolue (la santé de la malade qui fait le sujet de l'observation VIII s'accommodait parfaitement d'une émission quotidienne de 3 grammes d'albumine), mais ce taux élevé dénote, à n'en pas douter, une lésion glomérulaire plus étendue ; le trou au filtre est plus grand, et au cas d'infection intercurrente, la partie saine du rein, notablement réduite, pourra se trouver insuffisante pour l'accomplissement de sa fonction dépuratrice.

En second lieu, il y a à tenir compte des grosses oscillations de cette albuminurie, que la moindre fatigue, le moindre malaise exagèrent. Chez notre premier malade (obs XXXIV), un refroidissement fait plus que doubler la quantité d'albumine, un embarras gastrique change des traces d'albumine en une forme massive. Et cette recrudescence, nous la trouvons à chaque pas, à propos de la moindre imprudence. En somme « l'épine irritative » qu'est la lésion insuffisamment éteinte au milieu du parenchyme rénal, se réveille et manifeste à tout instant son influence nocive.

L'état général en subit le contre-coup : ce sont des susceptibilités, des douleurs, de l'anorexie perpétuelle, les forces se dépriment et l'amaigrissement survient en dernier lieu.

On comprend que devant de tels symptômes nous hésitions à prononcer le nom d'albuminurie résiduale.

L'origine de cette albuminurie, sa longue évolution sans troubles profonds de l'état général peuvent autoriser à la dénommer ainsi, mais on ne saurait non plus méconnaître la tendance de ces formes à évoluer, sous un avenir lointain, vers le mal de Bright.

Cette variété, la plus grave, étant éliminée, cherchons dans les formes restantes les éléments de leur pronostic particulier.

L'une d'elles correspond en tous points, ou à peu près, à la description que nous avons donnée au chapitre II de l'albuminurie résiduale type : état général parfait, composition urinaire normale, sérinurie, à taux minime le plus souvent.

C'est le *type permanent régulier ;* c'est cette forme qui nous fournit les observations de la plus longue durée (obs. X, cinquante-trois ans, obs. XXVII quinze ans, obs. IX, douze ans) avec conservation de la santé ; c'est elle enfin que nous voyons le plus fréquemment évoluer vers la guérison, soit directement (obs. XV), soit en empruntant, comme terme de passage, la forme intermittente (obs. XXI et XV).

Il est bon toutefois d'ajouter que, en certains cas particuliers, l'albuminurie permanente perd le caractère de bénignité que nous lui avons dévolu, c'est lorsqu'elle vient à la suite d'une albuminurie primitivement intermittente. La démonstration de ce fait est nettement établie par l'observation journalière ; voici par exemple une albuminurie qui se présente sous les allures du type intermittent irrégulier, mais vienne une grippe, un refroidissement, un mal de gorge, une infection en un mot, elle devient aussitôt continue, quitte à reprendre sa forme première, la pyrexie une fois disparue. D'autres fois, cette forme d'emprunt devient la forme définitive, auquel cas nous avons tout à craindre d'une évolution progressive vers le mal de Bright.

La grossesse, la menstruation peuvent jouer le même rôle que l'infection dans cette transformation d'une albuminurie intermittente en albuminurie continue : nous en avons touché un mot, à propos du rappel des albuminuries en général. Quoi qu'il en soit de la notion étiologique, ce passage de l'état discontinu à l'état continu traduit une aggravation du symptôme morbide, et sa signification devra tenir le praticien en éveil.

A côté de la forme permanente régulière et partageant un peu sa bénignité, nous trouvons *le type intermittent régulier à allures cyclique ou orthostatique.*

Comme la précédente, cette variété échappe à l'influence des causes contingentes (fatigue, régime, etc.), qui se font sentir sur les albuminuries d'autre nature. Mais, comme elle aussi, elle reste soumise à l'influence des infections intercurrentes, ainsi que le prouve l'histoire de la jeune malade de notre observation XI. D'autres causes interviennent, il est vrai, dans la production du cycle ou du flux orthostatique ; l'hérédité arthritique, la névropathie et les troubles vaso-moteurs y ont chacun respectivement leur part, mais sans grever beaucoup, pour cela, le pronostic de cette albuminurie.

Les faits que nous avons sous les yeux démontrent la réalité de ces assertions. Quelquefois, la forme cyclique ou orthostatique fait suite à la forme continue (obs. XXXII), mais le plus souvent elle semble s'établir d'emblée (obs. XXXI).

Ainsi créée, elle poursuivra indéfiniment son cycle (obs. XXXI et XXXII), ou aboutira, dans un laps de temps plus ou moins long, à la guérison (obs. XII et XXVI).

Son évolution brightique, quoique possible, n'a été que rarement observée et encore, dans ces cas, faut-il faire une large part aux infections intercurrentes et aux causes de rappel. Fait plus curieux, on a pu voir l'influence infectieuse se manifester par des résultats inverses et jouer le rôle d'agent curatif vis-à-vis de cette albuminurie (obs. XVIII).

Un dernier pronostic nous reste à étudier, celui de *la forme intermittente irrégulière* de l'albuminurie résiduale, pronostic de tous le plus délicat et qui comporte le plus de réserves.

Nous avons vu, au chapitre de l'évolution clinique, les hypothèses émises par MM. Talamon et Arnozam, au sujet de la nature des albuminuries intermittentes, en général. De ces conceptions découlent des déductions importantes.

Si nous admettons, en effet, les vues de M. Talamon pour qui l'intermittence est fonction de la faible teneur des urines en albumine, intermittence d'autant plus espacée que celle-ci sera plus faible, nous conclurons à la torpidité plus grande du foyer infectieux, et, par là, à la bénignité intrinsèque de cette albuminurie.

Si, au contraire, avec M. Arnozan, l'intermittence se trouve en rapport avec les variations de la toxicité urinaire; si, comme nous en avons émis l'idée, elle correspond aux poussées d'un processus infectieux ou toxique, sa signification est tout autre : la lésion est éteinte apparemment; mais, comme le dit M. le professeur Teissier, « une véritable épine persiste au niveau de l'organe et est susceptible de réagir par des poussées temporaires, aux influences des causes les plus variées d'excitation ». Ces causes, nous les avons vues précédemment à l'observation XIV. Quelle sera, au juste, leur nature, leur intensité ? nous ne saurions le prévoir.

Il nous sera donc impossible de déduire d'une façon précise la réaction qui en résultera au niveau du rein, et, par là, d'attacher un pronostic sérieux à la forme intermittente irrégulière de l'albuminurie qui en sera la conséquence.

Cette albuminurie est, sans doute, compatible avec un long état de santé ; la malade de l'observation XVII. en est une preuve, mais on ne saurait fonder pareil espoir sur tous les cas : certains faits d'évolution brightique, à longue échéance, rapportés par Potain, Lecorché, Rosenstein, rentrent dans le cadre des albuminuries irrégulières.

Une longue observation sera donc nécessaire, pour apprécier le degré de gravité et préjuger le sens d'évolution de cette forme d'albuminurie,

Toutefois, la notion de l'origine peut, en maintes occasions, autoriser un pronostic plus ferme et plus léger à la fois : c'est lorsque l'albuminurie intermittente irrégulière succède au type primitivement continu. Ce n'est alors, nous l'avons vu, le plus souvent qu'un stade évolutif vers l'atténuation et la curabilité.

Si nous envisageons maintenant, dans un coup d'œil d'ensemble, les différentes formes que peut revêtir l'albuminurie résiduale, nous voyons qu'il y a lieu d'établir une échelle de bénignité croissante, depuis la forme permanente irrégulière jusqu'à la forme permanente fixe, en passant par les intermédiaires : intermittente irrégulière, intermittente régulière, ceci pour chaque variété d'albuminurie considérée à part.

Inversement, si nous suivons le cycle évolutif d'une albuminurie donnée, l'albuminurie fixe, permanente par exemple, nous pourrons la voir aboutir à la guérison en empruntant, comme intermédiaire, une des formes inférieures, intermittente régulière ou irrégulière.

Ces deux notions se complètent sans se contredire. Bien entendu, nous le répétons encore une fois, nous soumettons ces déductions à titre de simple hypothèse, l'expérience dira ce qu'elles valent : son jugement seul aura force de loi.

Etude de la cause, étude de la forme, tels seront donc les éléments primordiaux du pronostic de toute albuminurie résiduale, mais à côté de ces facteurs essentiels, il est des causes secondes qui ont aussi leur influence dans l'évolution de cette albuminurie et qu'il est intéressant de mettre en relief : nous voulons parler de l'âge et de l'hérédité.

C. **Influence de l'âge.**

M. Talamon attribue à l'âge une valeur pronostique considérable : pour lui, la gravité d'une lésion rénale, quelle que soit sa nature, est fonction directe du nombre des années et cela pour les raisons suivantes (V. Congrès de Nancy, 1896) :

« 1° Les autopsies nous montrent que le symptôme albuminurie est d'ordinaire, dans la vieillesse, en rapport avec une atrophie avancée de l'organe ;

« 2° Nous savons que, passé cinquante ans, une lésion

chronique du rein n'a aucune tendance à la régression ;

« 3° Chez un homme atteint d'une lésion organique quelconque, la rupture de l'équilibre fonctionnel entre l'organe et l'organisme est plus facile que dans le jeune âge, et les causes de rupture de cet équilibre sont plus nombreuses en même temps que plus actives. »

Chacune de ces propositions est exacte dans son principe, mais nous ne saurions y souscrire entièrement, en ce qui concerne l'albuminurie résiduale. Nous savons, en effet, que cette albuminurie n'est nullement liée à une atrophie rénale et que, par ailleurs, elle ne tend pas à la rupture de l'équilibre fonctionnel. Si donc l'âge a une influence sur le pronostic de l'albuminurie, il nous faut chercher cette influence autre part.

Ce qui contribue véritablement à donner à l'albuminurie des adultes son caractère plus sérieux, ce n'est pas tant l'âge lui-même que les multiples agents morbides auxquels il laisse la porte ouverte.

Avec les années viennent les infections et les diathèses : l'arthritisme, la syphilis, les intoxications de toutes sortes ont le temps d'exercer sur le rein leur action nocive ; la grossesse, le refroidissement, les pyrexies intercurrentes s'ajoutent en tant que causes de rappel, l'hérédité enfin, dans cet organisme déjà vieilli, trouve un sol mûr pour ses manifestations diverses.

L'âge ainsi compris devient un facteur de sclérose rénale, s'opposant à la régénération des épithéliums lésés et transformant chaque nouvelle atteinte en une lésion irréparable et définitive. Les « trous au filtre » ou les obstructions se multiplient, et l'organe aboutit, comme terme ultime, à la sclérose cicatricielle et à l'atrophie.

Cet aperçu rapide suffira à faire comprendre pourquoi le pronostic de l'albuminurie, favorable avec un organisme jeune qui se défend, devient plus sévère avec les années, sans pour cela être condamné à perdre le bénéfice de la guérison ou de la résidualité.

D. Influence de l'hérédité.

Nous avons vu, au chapitre de la pathogénie, l'influence de l'hérédité sur l'apparition et la forme de l'albuminurie résiduale ; nous consacrerons maintenant quelques lignes à l'étude de ses relations avec le pronostic de cette albuminurie.

Ces relations existent à n'en pas douter, et c'est là, en effet, dans cette notion de pathologie générale, qu'il faut chercher, en maintes circonstances, la clef du problème de l'évolution ultérieure d'une albuminurie. « Les conditions pathogéniques au mal de Bright, dit M. le professeur Teissier, ont une influence très nette sur la durée de l'albuminurie d'abord, sur sa curabilité possible ensuite. »

A ce point de vue nous distinguerons, comme précédemment, deux sortes d'hérédité : l'hérédité directe ou rénale, l'hérédité indirecte arthritique ou nerveuse.

L'une, l'hérédité brightique, grève plus lourdement l'avenir du sujet affecté d'albuminurie, même à type résidual. La vérité de cette assertion ressort des faits rapportés au cours de ce travail : telle, par exemple, l'observation déjà citée par M. Teissier, de cet officier chez qui une albuminurie résiduale syphilitique est suivie, douze ans après, d'accidents brightiques graves, telle encore la longue série de cas publiés par Dickinson où, dans une même famille, le mal de Bright transmis héréditairement attend quatorze et vingt-trois ans pour se manifester. Si, donc, l'albuminurie héréditaire est plus grave par ses conséquences, il faut savoir qu'elle n'aboutit que très lentement aux accidents ultimes du mal de Bright.

L'autre, l'hérédité indirecte, arthritique ou nerveuse, comporte le maximum de chances de curabilité, parfois même au cas où l'albuminurie paraît momentanément sous la dépendance d'une lésion chronique avérée (Teissier). C'est à l'hérédité arthritique que se rattachent les faits de guérison signalés dans les observations XII, XXVI.

Mais il faut savoir qu'en pareille occurence la disparition de l'albuminurie peut être suivie ultérieurement d'accidents, qui sont sous la dépendance directe de l'hérédité morbide ; névroses (obs. XXII) ou manifestations uricémiques (obs. XXIV).

CHAPITRE VII

APPLICATIONS

L'étude des éléments du pronostic et les formules que nous en avons déduites, ont leur application immédiate én clinique. En présence d'une albuminurie post-infectieuse, dont le diagnostic affirme la nature résiduale, le praticien devra songer à utiliser ces données : les renseignements que lui fournira la notion de cause et de forme, ceux qui résulteront de l'âge et de l'hérédité, lui permettront de poser un pronostic raisonné, fertile en conclusions pratiques.

Souvent, en effet, le médecin est appelé à répondre à l'une des trois questions suivantes ou même à plusieurs à la fois : le sujet porteur d'une albuminurie résiduale est-il en droit de postuler son admission aux assurances sur la vie, et aux grandes écoles? Peut-on lui autoriser le mariage?

En ce qui concerne les assurances, nous connaissons déjà les opinions des médecins anglais réunis à la session annuelle du British Medical (1889), celle de Lecorché et de Talamon (Méd. Moderne, 1891. L'albuminurie minima et l'assurance sur la vie), enfin les sévères conclusions de Wybauw au Congrès de Bruxelles.

Un tel ostracisme ne nous paraît nullement justifié

par les faits : il va à l'encontre des enseignements de la clinique. De ce que, en certains cas, l'albuminurie résiduale a pu, après de longues années, évoluer vers la brightisme, il serait illogique de refuser, en principe, l'admission aux assurances à tous les sujets porteurs de cette albuminurie.

Nos observations nous montrent d'ailleurs que pareille évolution est l'exception.

A ces enseignements encourageants, on a cherché à opposer les résultats de longues statistiques édifiées sur les tables de léthalité : ces résultats ont été contradictoires.

Alors, en effet, que la statistique anglaise donne le chiffre de 1 pour 100 comme taux de la mortalité par le mal de Bright, un médecin d'une des grandes compagnies américaines arrive à cette conclusion, que la mort par mal de Bright se produit dans 17 pour 100 environ des cas classés sous la rubrique « Albuminurie ».

Mais ces statistiques, qui portent au plus sur treize à quatorze ans, sont insuffisantes et nullement probantes. D'ailleurs, elles embrassent tous les cas d'albuminurie quelle qu'en soit la nature : l'albuminurie résiduale n'a jamais été l'objet d'une observation particulière. Pour ces raisons, nous maintenons et affirmons notre manière de voir : dans la grande majorité des cas l'albuminurie résiduale ne saurait être une fin de non-recevoir pour les assurances ; il appartient au médecin seul de prononcer sur les conditions de l'admissibilité, et cela, il le fera en basant sa sentence sur les règles de pronostic dont nous avons parlé.

Ces mêmes règles retrouvent leur application en ce qui touche les grandes écoles. Là encore, le médecin, le médecin de famille surtout, aura la voix prépondérante : ce sera à lui de diriger les efforts du jeune candidat vers la position qu'il jugera la plus compatible avec le maintien de sa santé et la moins susceptible de provoquer le rappel de l'albuminurie.

La préparation des examens, l'influence de l'exercice intellectuel ou physique, auront pour lui la valeur d'une véritable expérience : si ces conditions s'accompagnent d'une réaction rénale trop vive, il montrera à son jeune client l'intérêt qu'il aurait à orienter autrement son ambition et ses études. Mais souvent cette exacerbation de l'albuminurie n'est que passagère : c'est un épisode aigu qui évolue bien vite à la guérison. Témoin le fait rapporté à l'observation suivante.

Observation XXVIII. — (Communiquée par M. le professeur Teissier.)

M. C., dix-neuf ans.

En 1888, scarlatine ; albuminurie persistante à type cyclique.

Une cure à la Bourboule, en 1892, exerce une influence heureuse sur la santé de M. C. ; en novembre de la même année, disparition complète de l'albuminurie.

Depuis lors, l'état général est toujours resté excellent. Les études ont été normales.

En 1897, surmenage intellectuel pour la préparation du baccalauréat.

Réapparition d'une albuminurie à type diurne, guérison ultérieurement.

M. C., entré à Saint-Cyr, n'a jamais présenté depuis la moindre trace d'albumine dans ses urines.

Cet exemple, choisi entre bien d'autres, doit engager le clinicien à ne pas se montrer trop sévère pour l'admission aux écoles des sujets affectés d'albuminurie résiduale, à plus forte raison, si les fatigues de la préparation du concours sont restées sans retentissement sur la lésion rénale. La bénignité du symptôme, en pareil cas, aura son explication facile, si nous songeons que nous avons affaire à des sujets jeunes, sur lesquels l'âge et les influences héréditaires n'ont eu guère de prise.

Plus délicate est cette dernière question : Doit-on autoriser le mariage aux sujets affectés d'albuminurie résiduale ? La réponse ne saurait être la même dans tous es cas : elle variera à la fois avec la forme de l'albuminurie et les conditions nouvelles qui résulteront de l'état matrimonial.

C'est qu'il intervient là, en effet, de puissantes causes de rappel : la grossesse, l'infection puerpérale toujours possible, assombrissent le pronostic de l'albuminurie chez la femme. Non pas que la gestation soit dans tous les cas synonyme d'éclampsie : en écrivant ces lignes nous avons sous les yeux les observations de six jeunes femmes (quelques-uns de ces faits figurent dans notre travail) qui ont pu traverser l'écueil de la maternité sans en être autrement influencées. Mais il est d'autres exemples moins heureux, où une scarlatine de l'enfance a été suivie à trente ans et plus, d'accidents éclampsiques graves (V. th. Delbreil, Lille 1895).

Si, en pareil cas, nous remontons à l'origine de l'albuminurie en procédant à l'analyse du symptôme, nous constatons que le plus souvent il s'agit de la forme oscillante de l'albuminurie résiduale ; exceptionnellement, la forme permanente fixe peut être incriminée.

La présence d'une albuminurie à type irrégulier, chez un sujet du sexe féminin, sera donc de nature à faire apporter quelques réserves au pronostic. Il sera prudent de la part du médecin de conseiller en même temps qu'un régime très sévère l'ajournement du mariage.

Cette même circonspection sera montrée à l'égard des sujets du sexe masculin, quand l'albumine présentant d'énormes oscillations et facilement accentuée par la moindre fatigue, le moindre malaise intercurrent peut inspirer des craintes pour la santé.

Ces restrictions faites, le mariage peut et doit être autorisé sans autres conditions que quelques prescriptions d'hygiène familière et de régularité de vie.

CHAPITRE VIII

OBSERVATIONS

Observation XXIX. — (Communiquée par M. le professeur Teissier.)

B. D., sans antécédents héréditaires, neuf ans, rougeole grave à l'âge de trois ans, néphrite dans le cours de la convalescence, avec œdèmes. Albuminurie massive.

Amélioration sous l'influence du régime lacté, mais persistance d'une polyurie assez prononcée (entre 2 et 3 litres par vingt-quatre heures). Albuminurie variant de 1 gramme à 1 gr. 50 par litre. Etat général un peu précaire, pâleur, fatigues; toute infraction de régime amène une recrudescence marquée dans le taux de l'albuminurie. Depuis un an, après un séjour prolongé à la campagne, l'enfant est dans un état de santé parfait; il est soumis au régime commun de ses frères et sœurs, et ni l'exercice, ni l'alimentation ne modifient le taux fixe d'albumine auquel il est arrivé, 40 à 60 centigrammes par vingt-quatre heures. Il y a même eu dans cette dernière année quelques périodes pendant lesquelles il n'y a pas eu d'albumine.

Observation XXX.— (Communiquée par M. le professeur Teissier.)

Mlle M. Antécédents héréditaires : Mère avec rein mobile et albuminurie intermittente. Père diabétique. Un frère tuberculeux.

Elle-même affectée d'un rein mobile, mais sans albuminurie.

A la suite d'une affection aiguë de nature indéterminée (angine, scarlatine ou influenza?), albuminurie à type diurne persistante. Faiblesse, malaises généraux, céphalée, vertiges, troubles gastriques.

Mariée en 1894, a eu deux enfants sans accidents. Depuis, la patiente a engraissé d'une façon rapide et considérable, beaucoup de préoccupations, surmenage physique.

Un examen récent (1900) a montré les urines normales.

Observation XXXI (résumée). — (Recueillie dans le service de M. le professeur Teissier.)

G., vingt-cinq ans, domestique. Entrée le 30 janvier 1900.

Scarlatine à quinze ans. Néphrite concomitante avec grands œdèmes et crises d'urémie ? Albuminurie résiduale oscillante consécutive.

En 1898, réveil de la néphrite par une grossesse dont l'évolution fut normale, mais qui se termina au milieu de crises épileptiformes : stigmates de la névrose. (Indice céphalique = 85, exostose palatine, vertiges avec cri et perte de connaissance.)

Enfant vivant, la mère quitte la maternité avec persistance d'un léger nuage d'albumine dans l'urine.

Surmenage physique et moral : la malade fait un premier séjour à l'hôpital pour anémie (métrorragie abondante). L'albumine persiste, non modifiée par le régime ni par le traitement, influencée par la station debout. Pas de signes d'intoxication, pas de retentissement circulatoire. Pression artérielle, 11. Coefficient d'oxydation = 88.

Examen de la malade (30 janvier) : Facies anémique. Pas d'œdème. Cœur normal, sauf légère accentuation du deuxième bruit aortique.

Pas de galop. Tension artérielle, 17.

Urines.	Densité	1,018
—	Réaction	acide.
—	Urée.	14 gr. 60 par litre.

Acide phosphorique, 1 gr. 35 par litre.

Sucre . . . . . . néant.

Albumine . . . . id. (la malade était couchée.)

Examen du dépôt après centrifugation : Détritus granuleux, quelques cylindres hyalins très rares.

Examen ophtalmoscopique : Pas de lésions du fond de l'œil.

Perméabilité rénale au bleu de méthylène. Élimination normale dans son moment d'apparition et dans l'intensité de coloration. Apparition dès la première heure, maximum entre deux et trois heures.

20 février. — Malade améliorée, mais les urines contiennent de l'albumine, la malade s'étant levée.

27 février. — Albuminurie continue, mais la malade a ses règles.

6 mars. — Malgré le régime, l'albumine persiste ; la station debout la fait apparaître. Elle cesse au contraire par le décubitus.

12 mars. — La malade quitte l'hôpital rétablie, mais l'albuminurie persiste, et cela nettement, avec le type orthostatique.

Observation XXXII. — (Communiquée par M. le professeur Teissier.)

Mlle L..., Saône-et-Loire, onze ans.

Scarlatine à six ans, néphrite dans le décours de la maladie.

Disparition complète de l'albuminurie et des accidents concomitants au bout de quelques semaines.

Pendant trois mois, guérison apparente : pas de traces d'albumine dans les urines, mais au bout de ce temps, apparition d'un œdème fugace à la face, faiblesse, pâleur, retour de l'albumine dans l'urine. Sous l'influence du repos et du régime lacté, guérison.

Mais la station debout ramène d'une façon à peu près constante l'albumine dans l'urine. La petite malade, qui s'observe d'une façon très intelligente, connaît à merveille cette influence de la station debout et fournit elle-même tous les renseignements désirables sur les variations de l'albuminurie selon les positions.

Elle raconte qu'il lui suffit de rester absolument étendue pour voir l'albumine disparaître et qu'une infection passagère, loin d'accentuer le taux de l'albumine, en amène la disparition.

Au moment où nous l'observons (25 octobre 1900), on constate en tous points l'exactitude des assertions de l'enfant.

Un examen approfondi ne revèle aucune altération organique aucun trouble de la circulation; la pression artérielle est à 12, le teint est suffisamment coloré, les fonctions intestinales régulières, mais on constate un certain degré de dilatation d'estomac, qui n'est peut-être pas étranger à la production de l'albuminurie diurne.

D'ailleurs, l'analyse qui vient d'être faite dénote la présence presque exclusive de la globuline en même temps que de notables proportions d'urates.

Le père de la malade, très attentif et en état de faire avec compétence l'examen des urines, a constaté que tout état aigu faisait disparaître ou atténuait chez son enfant la quantité d'albumine.

Observation XXXIII. — (Communiquée par M. le professeur Teissier.)

Mlle C..., vingt ans. Dans les premiers mois de 1896, fièvre scarlatine qui s'est compliquée d'albuminurie, sans œdèmes, sans accidents urémiques, mais avec un état d'anémie assez accentué.

Traitement sévère : lait, repos, bains d'air sec, tanin, préparations ferrugineuses.

La malade revient parfaitement à la santé : l'état général est excellent, mais l'albumine persiste dans l'urine à un taux relativement élevé : 75 centigrammes à 1 gr. 50. Rien au cœur, pas de troubles digestifs, pas de maux de tête.

En juillet 1897, à la suite de quelques imprudences, refroidissement, amygdalite avec fièvre, l'albumine remonte. La malade nous est alors amenée par son frère. L'analyse des urines nous donne les renseignements suivants :

Albumine	. . . .	6 gr. 96
Composition :	sérine	0 gr. 64
—	alb. acéto-soluble . . .	6 gr. 32

Pas de globuline, ni de peptones.

Acide urique . . . . o gr. 47
Urée . . . . 21 gr. 68
Coefficient d'oxydation . . . . o gr. 66

Cristaux d'oxalate de chaux et d'acide urique.

Débris épithéliaux.

Quelques cylindres granuleux.

Examen de l'état général : pas de signes d'auto-intoxication, ni d'hypertension. Pas d'hypertrophie cardiaque. Clapotage gastrique.

Sous l'influence d'une médication très énergique et d'une hygiène rigoureuse, les phénomènes aigus s'apaisent ; néanmoins l'albumine persiste, et à un taux relativement élevé (2 à 3 gr.), très influencé par l'alimentation et la fatigue.

Actuellement (décembre 1900), la malade n'a pas été revue, mais nous savons de source certaine que, si l'état général est bon, l'albuminurie n'a pas subi de modifications sensibles : elle a gardé ses allures et son taux primitifs.

Observation XXXIV. — (Vignerot, thèse de Paris, 1891.)

M. X..., étudiant en médecine, toujours bien portant jusqu'en janvier 1888. A cette époque, il est atteint d'une scarlatine peu intense mais qui donne lieu à une hématurie dès les premiers jours.

Au commencement de la deuxième semaine, X. . se croyant guéri, se promène au dehors par un temps un peu froid ; il ressent un certain malaise et, en examinant ses urines, il trouve une albuminurie assez abondante, 4 grammes environ par jour.

Sept jours après, se trouvant mieux, il fait une nouvelle sortie, le lendemain l'albumine augmentait et montait à 8 grammes, en même temps douleurs de rein, céphalée, vomissements, diarrhée.

X... se décide alors à garder la chambre et bientôt, sous l'influence de la chaleur et du régime lacté, l'albumine diminue et tombe à 2 gr.5 ; les troubles concomitants disparaissent bientôt après.

L'état général était satisfaisant, l'albumine avait presque complètement disparu.

X... partit au bord de la mer; un jour, à la suite d'un refroidissement, il fut tout à coup repris des mêmes symptômes que précédemment et l'albumine augmente de nouveau dans les urines. Sous l'influence du traitement, l'albumine retombe à 1 5,gr.

Jusqu'en juillet 1889, la santé resta bonne, l'albumine peu abondante.

En juillet 1889, embarras gastrique fébrile qui retient le malade au lit pendant trois semaines, l'albumine remonte à 7 grammes environ.

A la fin de décembre 1889, atteinte d'influenza, nouvelle augmentation de l'albumine, hématurie, douleurs lombaires.

En février 1890, après un temps froid et pluvieux, douleurs rénales, céphalée, augmentation de l'albumine, hématurie.

Depuis lors, avec le retour de la belle saison, l'albumine a diminué et reste aux environs de 1 gramme. X... n'a jamais eu d'œdème, mais il présente une grande susceptibilité au moindre refroidissement, céphalée, douleurs lombaires, anorexies fréquentes.

Observation XXXV. — (Communiquée par M. le professeur Teissier.)

M. P..., cinquante-six ans, artiste. A eu ses urines examinées par nous, il y a au moins dix-huit ans, à la suite d'une angine suspecte que le malade traita négligeamment, mais qu'on avait soupçonnée d'origine scarlatineuse. A cette époque, il présenta de grosses proportions d'albumine; il avait des maux de tête et un grand sentiment de dépression des forces.

Nous attirâmes son attention sur cette situation importante, et l'engageâmes aux plus grandes précautions ; mais soit indifférence, soit qu'il craignît de notre part quelque exagération dans l'interprétation de ses symptômes, il se déroba à nos conseils, pour se soumettre à une médication et à un régime moins sévères.

Le malade avait été perdu de vue, mais nous savions que sa santé était loin d'être parfaite ; il consulta le professeur B. Teissier pour des névralgies rebelles ; depuis, il a accusé des phénomènes gastriques permanents, accompagnés parfois de vomissements, à la suite desquels son état général s'est amoindri et ses forces en même temps.

Il y a quelques mois, à la suite d'un refroidissement, se trouvant beaucoup plus souffrant, il fit examiner ses urines et fut effrayé de leur grosse teneur en albumine.

Il se mit au repos, au lait, vit la proportion d'albumine s'atténuer et songea à solliciter à nouveau nos conseils. L'état général, sans être brillant, est suffisant pour permettre au malade de continuer ses occupations ; avec des précautions, il peut mener une vie tolérable et restreindre sensiblement la dose d'albumine rendue. Il n'a aucun phénomène de galop, seulement un très léger redoublement du bruit systolique. La pression artérielle est basse, 12 à 13.

Aucune altération viscérale nette. Mais l'examen minutieux de ses urines démontre ce fait intéressant, que l'albuminurie réduite au minimum le matin, est composée exclusivement de globuline ; celle du soir de sérine presque pure et de peptones (la liqueur cupro-potassique donne à l'urine une belle coloration violette).

Interprétation : il s'agit très vraisemblablement dans ce cas d'une albuminurie résiduale tenant à une néphrite parcellaire survivant à la néphrite aiguë remontant à dix-huit ans, laquelle néphrite n'a retenti aucunement sur l'appareil circulatoire (ni hypertension ni galop), mais qui, grâce aux affections intercurrentes survenues depuis, en particulier dilatation d'estomac, est entretenue ou reçoit des coups de fouet qui pourraient bien un jour aboutir définitivement au mal de Bright. (M. Teissier.)

CONCLUSIONS

I. Il a y lieu, ce nous semble, de réserver aujourd'hui le nom d'*albuminurie résiduale* à l'albuminurie qui survit à une néphrite infectieuse en apparence guérie.

Cette albuminurie répond à des caractères cliniques qui lui sont propres : intégrité de l'état général, composition normale du milieu urinaire, nature spéciale de l'albuminurie elle-même, enfin type évolutif particulier.

Ces caractères, qui se présentent rarement au grand complet et sont susceptibles de varier selon les cas, permettront cependant le plus souvent de différencier l'albuminurie résiduale des autres modalités de l'albuminurie brightique ou fonctionnelle.

II. L'hérédité a une influence très nette sur son apparition et sur sa forme clinique.

III. L'albuminurie résiduale peut affecter en effet plusieurs types bien définis :

1° Elle est permanente fixe, c'est-à-dire sans oscillations diurnes importantes, et n'est influencée par aucune variation de régime ou d'hygiène.

2° Elle est intermittente régulière, cyclique, diurne ou orthostatique ;

3° Elle est intermittente irrégulière avec petites ou grandes oscillations.

Chacune de ces formes a une valeur pronostique différente et des caractères d'évolution qui lui sont personnels.

IV. L'évolution de l'albuminurie résiduale est essentiellement variable.

Tantôt elle aboutit au mal de Bright ; c'est le cas le plus rare.

D'autres fois elle persiste à l'état fixe indéfiniment et sans qu'il en résulte aucun dommage apparent pour la santé.

Ailleurs elle survit à l'état intermittent, régulier ou irrégulier, pendant un certain nombre d'années, après lesquelles elle peut même disparaître.

Dans bon nombre de cas, la disparition de l'albuminurie marque le retour complet à la santé, mais d'autres fois elle s'efface en préparant le terrain pour des accidents ultérieurs : névroses ou dyscrasies.

Ces transformations lointaines sont habituellement commandées par des dispositions constitutionnelles ou héréditaires du malade ; elles s'observent surtout, d'après nos observations, chez des sujets affectés de nutrition retardante ou d'un certain degré d'insuffisance rénale (faible coefficient d'oxydation).

V. Les albuminuries résiduales sont généralement modifiées par les infections intercurrentes ; exagérées le plus souvent, c'est le cas des néphrites infectieuses ayant laissé une irritation rénale sourde ou des foyers parcellaires de désintégration, elles peuvent d'autres fois s'atténuer sous le coup de l'infection, soit du fait de l'exagération des combustions, soit du séjour au lit ; c'est le cas des albuminuries persistantes des enfants d'arthritiques ou de bradytrophiques, chez lesquels l'infection a créé un type très analogue à l'albuminurie cyclique.

VI. Le pronostic immédiat de l'albuminurie résiduale est généralement bénin.

Le pronostic éloigné, le plus discuté, se déduit de la notion de la cause, de la forme, de l'âge et de l'hérédité du sujet.

Il semble que l'albuminurie résiduale consécutive à la néphrite scarlatineuse, à la grippe ou à certaines angines graves, soit la forme la plus sévère, surtout si elle affecte le type irrégulier à grandes oscillations.

L'albuminurie résiduale post-diphtérique, rhumatismale et post-érysipélateuse guérit le plus souvent d'une façon complète.

Chez les jeunes sujets, l'albuminurie résiduale paraît revêtir des caractères moins graves.

Le mal de Bright chez les ascendants et les collatéraux influence fâcheusement l'évolution lointaine de ces albuminuries et favorise leur transformation en néphrites chroniques.

VII. Il y a donc à faire des distinctions minutieuses entre les différentes espèces d'albuminurie résiduale.

S'il en est qui doivent rester suspectes, le plus grand nombre assurément doit être considéré comme compatible avec des conditions de santé très suffisantes pour ne pas s'opposer à l'admission aux écoles, au mariage et à l'assurance sur la vie, surtout lorsque ces albuminuries ne s'accompagnent d'aucun signe d'intoxication, d'aucun trouble circulatoire, d'aucun désordre fonctionnel.

INDEX BIBLIOGRAPHIQUE

ACHARD, Société méd. des Hôpitaux, 1900.

ARNAUD (F.), l'Albuminurie dans la variole (Sem. médicale, 1898).

ARNAUD (O.), Néphrite varioleuse (th., Montpellier, 1886).

ARNOZAN, Rapport au Congrès de Nancy, 1896.

ATGER, Néphrite ourlienne (th., Montpellier, 1898).

BARBIER, l'Alb. diphtéritique (th., Paris, 1888).

BARD, des Néphrites partielles (Lyon médical, 1894).

BARTELS, Traité de l'albuminurie (éd. française, 1884).

BERTRAND, de l'Alb. intermittente (th., Paris, 1890).

BOUCHARD, Path. des néphrites infectieuses (Congrès de Londres, 1881).

BRAULT, in Traité thérapeutique de Robin, t. I.

BROUARDEL et GILBERT, Traité de médecine, t. V.

BRUN, Alb. palustres (Sem. médicale, 1887).

CANCEILL, Néphrite paludéenne (th., Montpellier, 1898).

CAUSSADE, Néphrite pneumonique (th., Paris, 1890).

CHARCOT et BOUCHARD, Traité de médecine, t. V.

CHARPENTIER, de la Grippe et de ses complications (th., Paris, 1893).

CHÉRON, Alb. dans le rh. articulaire aigu (th., Paris 1884).

COISCOU, Règles pronostiques de l'albuminurie (th., Paris, 1897).

COLRAT, Alb. scarlatineuse persistante (Lyon médical, 1894).

Congrès français de médecine, Nancy, 1896.

CUFFER et BARBILLON, Paris, 1887.

Cuffer et Gastou, Revue de médecine, 1891.

Daumas, des Suites rénales de la f. typhoïde (th., Paris, 1888).

Davis, de l'Alb. dans l'état de santé (Journ. of amer. Med. Association, 1891).

Debray, l'Alb. dans la convalescence (th., Paris, 1896).

Delbreil, Scarlatine et grossesse (th., Lille, 1894).

Dreyfus-Brisac, des Néphr. infectieuses (Gaz. heb. de médecine, 1882).

Duclos, des Suites de la néphr. post-scarlatineuse (th., Toulouse, 1895).

Dussaud, Néphrite pneumonique (th., Toulouse, 1897).

Eid, Pronostic éloigné des manifestations rénales de la scarlatine (th., Paris, 1893).

Finot, de l'Alb. transitoire (C. R. Soc. de biologie, 1891). De l'Alb. physiologique (th., Lyon, 1892).

Fischl, Krag. med. Wochenschrift, 1878.

Fournier, des Alb. intermittentes (th., Paris, 1897).

Gallois, Bulletin médical, 1897.

Gilles, Contribution à l'étude des néphrites infectieuses (th., Paris, 1885).

Girot, Influence de la f. typhoïde sur le développement ultérieur des néphrites chroniques (th., Paris, 1891).

Grainger-Stewart, American Journal, 1887.

Gubler, Dict. encyclopédique Dechambre, art. Albuminurie.

Gueneau de Mussy, Clinique médicale, Paris, 1875.

Gull (Wiliam), Med. Transact., 1873.

Hawkins, Sem. médicale, 1893.

Hingston Fox, l'Alb. et les assurances sur la vie (Hunterian Soc., 1892).

Jaccoud, Nouveau Dictionnaire de méd. et chirurgie, art. Albuminurie.

Johnson, Alb. latentes et intermittentes (British Med. J., 1879). Histoire des alb. latentes et intermittentes (British Med. J., 1889).

Jumon, l'Alb. intermittente et sa valeur pronostique (France médicale, 1890).

Kannenberg, Zeitschrift für klin. Med., Berlin, 1879.

Kelsch et Kiener, Néphrites paludéennes (in Traité des mal. des pays chauds).

Lannois, Revue de médecine, 1890.

Lecorché et Talamon, Traité de l'albuminurie, 1888. L'Alb. minima et l'assurance sur la vie (Méd. moderne, 1891). Pronostic de l'alb. minima (Méd. moderne, 1892). Alb. intermittente consécutive à une néphrite grippale (Med. moderne, 1892).

Lépine, Revue de médecine, 1882.

Lheureux, de l'Alb. gravidique (th., Lille, 1894).

Letainturier de Lachapelle, Infections d'origine naso-pharyngée : endocardites, néphrites (th., Paris, 1897).

Mason, de l'Alb. dans l'état de santé (Brit. Med. J., 1891).

Marie, Sem. médicale, 1896.

Merley, l'Alb. cyclique (th., Lyon, 1887).

Millard, New-York Med. J., 1891.

Mosès, de la Néphrite dans la rougeole (Sem. médicale, 1896).

Moxon, Guy's Hosp. Reports, 1878.

Oswald (K.), Sem. médicale, 1894.

Pavy et Johnson, Revue des Sciences médicales, 1885. Discussion sur le pronostic de l'alb. au point de vue des assurances (Brit. Med. J., 1889).

Pissavy, Néphr. consécutives à la tuberculose (th., Paris, 1897).

Potain, de l'Alb. dans la scarlatine (Sem. médicale, 1887).

Ralfe, de quelques Variétés de l'alb. chronique (Lancet, 1893).

Rioblanc, Pronostic des néphrites aiguës (th., Paris, 1885).

Roque, Recherches sur la toxicité des urines albumineuses, 1888. De l'Alb. transitoire (Province médicale 1888).

Ruelle, l'Alb. dans la grippe (th., Paris, 1895).

Senator, Traité de l'albuminurie, 1891.

Saundby, Revue des S. médicales, 1882.

Talamon, Rapport au Congrès français de médecine, Nancy, 1896.

Tapret et Roger, Néphrite dothiénentérique (Annales des mal. des org. gén. urinaires, 1882).

Teissier, sur Certaines Formes d'albuminurie transitoire (Sem. médicale, 1885).

— Traité de médecine, Brouardel et Gilbert, t. IV.

— Traité de thérapeutique de Robin, t. V.

— Congrès français de médecine de Nancy (1896).

— Cours magistral à la Faculté (1899-1900).

— Les Albuminuries curables. Paris, 1900.

Theille, Néphrite syphilitique secondaire (th., Paris, 1897).

Tuvache, Néphrite grippale (th., Paris, 1891).

Tyson, l'Alb. au point de vue des assurances sur la vie (Med. News., 1889).

Ultzmann, de l'Alb. transitoire, 1870.

Vignerot, Contribution à l'étude des néphrites (th., Paris, 1891).

Walker-Bruère (Mme), de l'Alb. puerpérale (th., Paris, 1889).

Washburn, l'Alb. dans l'état de santé (Med. News., 1893).

Weber, Med. Chir.-Tr. Lond., 1866.

Widal, Société méd. des hôpitaux, 1900.

Wybauw, Alb. et assurances sur la vie (Congrès de Bruxelles, 1899).

Zègre, Néphrite dothiénentérique (th., Paris, 1892).

TABLE

Lyon — Imp. A. REY, 4, rue Gentil. — 25446

www.ingramcontent.com/pod-product-compliance
Ingram Content Group UK Ltd.
Pitfield, Milton Keynes, MK11 3LW, UK
UKHW020149200726
13856UKWH00003B/919

9 782011 777577